U0278117

江宁区社会心理服务体系建设智库成果

残疾人心理调适
和精神康复指南

南 京 市 江 宁 区 残 疾 人 联 合 会
南 京 市 江 宁 区 心 理 学 会 编著
南京市江宁区朋辈社会工作服务指导中心

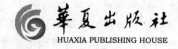
华夏出版社
HUAXIA PUBLISHING HOUSE

图书在版编目（CIP）数据

残疾人心理调适和精神康复指南／南京市江宁区残疾人联合会，
南京市江宁区心理学会，南京市江宁区朋辈社会工作服务指导中心编著.
－－北京：华夏出版社有限公司，2020.9
ISBN 978－7－5080－9989－7

Ⅰ. ①残… Ⅱ. ①南… ②南… ③南… Ⅲ. ①残疾人－心理调节－指南
②残疾人－精神障碍－康复－指南 Ⅳ. ①R395.6－62 ②R493－62

中国版本图书馆 CIP 数据核字（2020）第 136909 号

残疾人心理调适和精神康复指南

编　　著　南京市江宁区残疾人联合会
　　　　　南京市江宁区心理学会
　　　　　南京市江宁区朋辈社会工作服务指导中心
责任编辑　霍本科　刘　芹
封面制作　李媛格

出版发行　华夏出版社有限公司
经　　销　新华书店
印　　装　三河市少明印务有限公司
版　　次　2020 年 9 月北京第 1 版　2020 年 9 月北京第 1 次印刷
开　　本　720×1030　1/16 开本
印　　张　18.25
字　　数　300 千字
定　　价　49.00 元

华夏出版社有限公司　社址：北京市东直门外香河园北里 4 号　邮编：100028
　　　　　　　　　　　　网址：www. hxph. com. cn　电话：010－64663331（转）
　　　　　　　　　　　　投稿邮箱：hbk801@163. com　互动交流：010－64672903
若发现本版图书有印装质量问题，请与我社营销中心联系调换。

本书是近四年来 18 个"残疾人心理调适和精神康复"项目实践的系统总结和理论升华。感谢以下单位和项目的支持：

江苏省民政厅 2020 年精神障碍社区康复服务项目

南京市民政局 2017、2018、2019 和 2020 年公益创投项目

南京市江宁区残疾人联合会 2017、2018、2019 和 2020 年江宁区精神残疾预防和康复指导项目

南京市江宁区民政局 2019 年公益创投项目

南京市江宁区人民政府东山街道办事处 2017、2018 和 2019 年购买服务项目

南京市江宁区人民政府秣陵街道办事处 2018、2019 和 2020 年公益创投项目

南京市江宁区人民政府淳化街道办事处 2017 年公益创投项目

南京市江宁区人民政府禄口街道办事处 2019 年公益创投项目

南京市江宁区东山街道外港社区为区精神残疾社区康复技术指导中心提供驻所支持，在此一并致谢

本书编委会

目　　录

残疾人心理调适训练

残疾人心理调适围绕"共性问题"和"个性问题"两个方面展开。其中，"共性问题"归纳了否认、愤怒、迷茫、绝望等共同内容，"个性问题"区分出视力残疾、听力和言语残疾、肢体残疾、智力残疾等不同内容。

第一部分　共性问题

第二部分　个性问题

残疾人精神康复训练

残疾人精神康复围绕"社会功能修复"和"心理功能恢复"两个方面展开。其中，"社会功能修复"包括生活技能、职业技能、学习技能、社会实践等四项内容，"心理功能恢复"包括认知思维、情绪识别、人际互动、环境适应等四项内容。

第三部分　社会功能修复

助残志愿者体验式训练

助残志愿者体验式训练围绕"基本素养"和"能力进阶"两个方面展开。其中,"基本素养"包括尊重、热情、真诚、共情、积极关注等共同要领,"能力进阶"同样区分了视力残疾、听力和言语残疾、肢体残疾、智力残疾等不同类型。

为残疾人打开一扇"心门"

《残疾人心理调适和精神康复指南》是一本好书。

残障群体在躯体受损的同时，一定会程度不同地受到精神和心理上的伤害。这本书从一个容易被忽视或者较少系统化研究的角度，进行了非常有意义的总结和提炼，对于残障康复训练体系具有积极的补充和完善价值。

本书是一本活动教程式图书，3个板块、12个模块和113个活动单元的活动教程，不仅丰富了残疾人心理调适和精神康复的训练内容，而且对助残志愿者迅速了解和有效支持残疾人朋友很有帮助。从整体上来说，这本书具有使用范围广泛并且可操作、可推广的特点，具有较强的实用价值。

本书尤其适合精神残障群体使用。其中，残疾人心理调适板块中的"共性问题"归纳的否认、愤怒、迷茫和绝望等内容，也是精神残疾人朋友经常会碰到的情绪体验；即使"个性问题"涉及的视力、听力和言语、肢体、智力等不同类别的残疾障碍，也可以让精神残疾人朋友通过活动体验来走进其他障别的世界，从而有利于走出自我并松动自己的心结。特别是残疾人精神康复训练板块围绕"社会功能修复"和"心理功能恢复"两个方面展开，其中"社会功能修复"包括的生活技能、职业技能、学习技能和社会实践等内容，以及"心理功能恢复"包括的认知思维、情绪识别、人际互动和环境适应等内容，都是精神残障群体急需的服务，为精神残疾人的康复活动提供了非常有价值的参考蓝本。

中国精神残疾人及亲友协会是全国精神残疾人的代表性组织，具有代表、维权和服务的职能。近年来，中国精协在打造精神残疾服务品牌工程方面积极努力，开展了"精残政策进万家"和"精神病人及家属专家培训与实践（UFE）"活动，促进打通政策落实的"最后一公里"，使党和各级政府出台的各项政策真正惠及精神残疾人朋友，通过政策扶贫把党的温暖送到千家万户，并鼓励和推动精神残疾人朋友的群体自立和自我服务，取得了积极的创新性成果。与此同时，各地精协在各地残联的领导下，积极参与康复设施建设、康复体系完善和康复模式探索，开展了卓有成效的工作，作用发挥得越来越积极活跃。

感谢南京市江宁区残疾人联合会等部门以购买服务的方式，为本书这一具有较高原创性和较强生命力的成果提供了丰厚的实践土壤；感谢南京市江宁区心理学会和南京市江宁区朋辈社会工作服务指导中心在残疾人心理调适和精神康复方面的探索和努力；也感谢相关精协组织和广大精神残疾人朋友的积极参与和共同创造。希望这本书的出现成为一种催化剂，催生更多相类成果，进一步促进全国残障群体心理关怀氛围的形成。

我们正处在世界大变局和中国大变革的时代，习近平总书记对残疾人特别关心、特别关注，希望残疾人的精神和心理康复为和谐发展的社会主义新时代注入积极元素与新的能量！

温克

中国精神残疾人及亲友协会主席

序 二

帮助残疾人真正
"站起来"的一根拐杖

2020 年全面建成小康社会，残疾人一个也不能少。这是习近平总书记对残疾人工作的重要指示。发展残疾人事业，加强残疾人康复服务，不仅要让他们的身体站起来，更要让他们的心理真正站起来。

南京市江宁区残疾人联合会通过购买服务的方式，指导南京市江宁区心理学会和南京市江宁区朋辈社会工作服务指导中心面向全区开展残疾人心理调适和精神康复服务已累计 112425 人次，从大量实践总结和服务案例中摸索提炼出具有较高原创性和较强生命力的残疾人心理调适和精神康复的成熟经验，并成为 2019 年度江苏省残联系统创新创优示范项目。江宁区牢牢抓住社区残疾人心理问题预防、监控和康复三条主轴，深度融合残疾人社会功能修复和心理功能恢复两大核心，在新时代文明实践中交出了一份精彩的答卷。本书内容正是这份答卷的精华所在。

这本《残疾人心理调适和精神康复指南》包含"残疾人精神康复训练""残疾人心理调适训练"和"助残志愿者体验式培训"共 3 个板块、12 个模块、113 个活动单元。作为一本活动教程式图书，本书内容翔实、案例清晰，具有较强的可操作性。首先，在"残疾人精神康复训练"板块中，围绕"残疾人社会功能恢复"的生活技能、职业技能、学习技能和社会实践，以及"残疾人心理功能恢复"的认知思维、情绪识别、人际互动、环境适应等问题，精心设计了相应的康复服务活动。其次，在"职业技能"中，又根据残疾人职业能力发展的一般规律，进一步细化创设了适应性工作、辅助性工作和过渡性工作等阶梯式康复服务活动；在"学习技能"中，还根据残疾人学习能力发展的不同特点，进一步细化创设了视觉型、听觉型和动觉型等差异化活动主题。再次，在"残疾人心理调适训练"和"助残志愿者体验式培训"篇章中，都根据肢体、视力、听力、言语和智力等残疾类型的不同，设计了个性化的调适课程和学习团体等。

南京是一座充满阳光、活力和梦想的美丽城市，也是一块绽放光芒、燃烧激情和敢为人先的创新发展沃土。残疾人康复服务"同在一片蓝天下"，沐浴着关爱、包容和感恩的阳光雨露。本书作为一本专注于残疾人心理调适和精神康复的服务指南，创新性高、操作性强、推广性好；书中大量的实践探讨和案例反思等，不仅为全市残疾人心理调适和精神康复工作起到了示范和带头作用，也为全市残联系统、康复机构、助残社会组织和从事残疾人心理调适和精神康复的研究者、工作者、志愿者、残疾人及其亲友等提供了科学、专业和具体的工作规范和操作指引。总之，我相信，这本书会是帮助残疾人真正"站起来"的一根拐杖。

最后，我祝愿通过全方位、周期化的心理调适和精神康复，广大残疾人朋友会更加自尊、自信、自立、自强，能发扬顽强拼搏、砥砺奋斗的精神，在生活中学习本领，在打拼中演绎芳华，在奋斗中实现价值，更加勇敢地迎接生活的挑战，更加坚强地为实现人生理想，用自己永不服输的劲头和内生动力书写人生精彩华章！

南京市残疾人联合会
党组书记、理事长

江宁区残疾人
心理调适和精神康复规范

为了帮助残疾人逐步恢复身心功能、融入社会生活，并从根源上预防残疾人及其家属心理异常问题的出现，充分发挥各专业领域的残疾人工作者在残疾人心理调适和精神康复服务中的专业作用，总结推广残疾人心理调适和精神康复服务经验，科学规范和正确引导残疾人心理调适和精神康复服务行为，切实保障残疾人心理调适和精神康复服务质量，特制定本规范。

1. 范　围

本规范规定了残疾人心理调适与精神康复工作的术语和定义、服务宗旨、服务内容、服务方法、服务流程、服务管理、人员要求和服务保障等。

本规范适用于各专业领域的残疾人工作者面向有需要的残疾人及其家庭开展的心理调适与精神康复服务。

2. 规范性引用文件

下列文件对于本规范的应用是必不可少的。凡是注日期的引用文件，仅所注日期的版本适用于残疾人心理调适和精神康复。凡是不注日期的引用文件，其最新版本（包括所有的修改单）适用于本规范。

GB/T 26341－2010　残疾人残疾分类和分级

MZ/T 024－2000　残疾人社会福利机构基本规范

MZ/T 059－2014　社会工作服务项目绩效评估指南

残联发〔2013〕20号　残疾人托养服务基本规范（试行）

3. 术语和定义

下列术语和定义适用于本规范。

3.1 残疾人 disabled person

在精神、生理、人体结构上，某种组织、功能丧失或障碍，全部或部分丧失从事某种活动能力的人。

3.2 精神残疾人（精神障碍患者）mentally disabled person

各类精神障碍持续一年以上未痊愈，存在认知、情感和行为障碍，以致影响其日常生活和社会参与的人。

3.3 残疾人工作者 workers with disabled

运用专业方法帮助各类型残疾人在一定程度上恢复和改善心理功能，回归社会生活的各领域工作者。

3.4 残疾人心理调适服务 psychological adjustment of the disabled

运用各种专业方法改变残疾人心理活动绝对强度，减低或加强心理力量，改变心理状态性质的针对性服务。

3.5 精神残疾康复服务 mental disability rehabilitation

在药物治疗的基础上，运用各种专业方法帮助精神残疾人（精神障碍患者）尽可能减轻精神症状，促进其心理功能和精神状态的提升，以适应社会环境、回归社会生活的针对性服务。

4. 服务宗旨

残疾人心理调适和精神康复的服务宗旨主要包括助人自助、价值中立、保密与保密例外、避免双重关系、及时转介、以人为本、预防为主、阶段性与连续性相统一等。

4.1 助人自助

残疾人心理调适和精神康复服务，应以减少残疾人及其家属依赖性、增强独立自主意识为目的，启发残疾人及其家属的自我成长和人格完善。

4.2 价值中立

残疾人心理调适和精神康复服务应避免不必要的评价，尊重其发展的自主性，不强加自身意志给残疾人及其家属。

4.3 保密与保密例外

4.3.1 保密原则

残疾人及其家属在接受服务的过程中所陈述的任何内容（包括其认知、行为、个性，事件、经历、体验、感受等），以及服务过程中的有关资料（包括个案记录、测验资料、信件、录音、录像和其他资料等），无论是否涉及其隐私，都应进行保密，不得将上述内容透露给无关人员。

各专业领域的残疾人工作者有责任向残疾人及其家属说明服务的保密原则，以及应用这一原则的限度。

只有在残疾人或精神残疾人（精神障碍患者）家属同意的情况下，才能对服务过程进行录音、录像。在因专业需要进行案例讨论时，应隐去与残疾人及其家属真实身份有关的信息。

4.3.2 保密例外原则

经残疾人及其家属同意，在残疾人及其家属允许范围内的；司法机关要求提供的；出现针对残疾人心理调适和精神康复残疾人工作者伦理或法律诉讼的；服务过程中出现虐待老人、儿童等的；被服务的残疾人及其家属有可能会对自己或他人造成人身伤害的；以及出现其他特殊情况的，应当坚持保密例外。

4.4 避免双重关系

各专业领域的残疾人工作者与残疾人及其家属之间只能存在服务关系，不允许存在或发展出其他具有利益和亲密情感等特点的人际关系状况。

4.5 及时转介

在服务过程中，如发现残疾人及其家属有明显不相适宜之处，或存在难以处理的情况时，应以高度的责任感和良好的职业道德，尽快将残疾人及其家属转介给其他更加合适的工作人员，或及时终止服务，推荐其去寻找更有效的帮助。

4.6 以人为本

各专业领域的残疾人工作者都应秉持"以人为本"的原则，重视残疾人及其家属"心灵"的成长发展，尊重其"独立人格"与"意志"。

4.7 预防为主

各专业领域的残疾人工作者应树立"预防为主"的核心观念，服务内容应围绕残疾人及其家属潜在心理问题的发生以及精神残疾人精神问题的发展两个方面，做出预见性、针对性的全面考虑。

4.8 阶段性与连续性相统一

各专业领域的残疾人工作者既要针对残疾人及其家属同一时间不同发展程度的情况，提供区分化的服务，又要把握残疾人及其家属身心动态发展的规律，提供连续性、周期性的服务。

5. 服务内容

残疾人心理调适和精神康复的服务内容主要包括心理教育、心理评估、心理调适、精神康复和服药管理等。

5.1 心理教育

主要包括以下内容：

——心理健康基本素养宣传。向残疾人及其家属以及其他各类群体做好心理健康基本知识、心理调适基本方法等的科普宣传工作。

——精神残疾预防科普宣传。向残疾人及其家属以及其他各类群体做好精神残疾预防等相关知识的科普宣传工作。

5.2 心理评估

主要包括以下内容：

——残疾人心理健康评估。为残疾人及其家属做好必要的心理健康状况的评估登记，包括但不限于：一般心理健康状况、抑郁情绪、焦虑情绪、情绪稳定性、情绪紧张性、自杀态度、压力应对方式、自卑自尊、自我控制能力、生活事件等在内的一系列心理和情绪健康状态评估。

——精神残疾发病风险评估。为精神残疾人做好必要的发病风险评估登记，包括但不限于：自理能力评估、精神症状评估、异常行为评估、人格测评、投射测验、危险性评估等一系列自评或他评的评估。

5.3 心理调适

主要包括以下内容：

——残疾人的心理调适。为残疾人提供针对性的会谈、心理咨询、心理辅导、心理治疗、家庭治疗等相关专业性服务。

——残疾人家属的心理调适。为残疾人家属提供针对性的会谈、心理咨询、心理辅导、心理治疗、家庭治疗等相关专业性服务。

5.4 精神康复

主要包括以下内容：

——社会功能康复。

（1）生活能力提升。包括但不限于"衣、食、住、行"四个方面，对残疾人的生活自理能力和独立能力进行训练。

（2）学习能力提升。包括但不限于"视觉型""听觉型"和"动觉型"等不同类型，针对不同残疾人的发展特点，进行学习能力训练。

（3）劳动能力提升。包括但不限于"适应性""庇护性"和"过渡性"等不同类型，合理安排不同残疾程度和康复程度的残疾人的劳动技能训练。

（4）体验式教育。带领残疾人积极参与实践活动、志愿活动和主题教育参观学习等。

——心理功能康复。

（1）认知训练。对残疾人的意识、注意、思维、记忆等心理过程进行针对性训练。

（2）情绪训练。对残疾人的情绪感知、情绪表达、情绪调节等心理过程进行针对性训练。

（3）行为训练。对残疾人人际互动中的倾听、表达、合作能力以及环境顺从与环境改造能力等，进行针对性康复训练。

5.5 服药管理

主要包括以下内容：

——对精神残疾人所服药物、服药剂量、服药频次等进行动态监管记录；

——对精神残疾人服药情况进行动态监督；

——对服药情况发生变化的精神残疾人及时了解其变化原因，并向家属提供后续建议。

6. 服务方法

残疾人心理调适和精神康复的服务内容主要涉及评估方法、服务方法和转介方法等。

6.1 评估方法

综合运用人格测试量表、智力测试量表、心理健康量表、心理状态测量量表等专业化测量工具，综合运用纸笔测验、投射测验、网络问卷、测量仪器等多种测量手段，综合自评、他评、观察等多种测量视角，对残疾人及其家属进行心理状态动态监测，观察残疾人及其家属心理健康状况的变化，降低心理疾病的发生风险，评估精神疾病的发病风险，并形成可视化评估报告。同时，对不稳定情况及时发现、及时沟通、及时上报，并根据评估结果及时调整后续服务。

6.2 服务方法

6.2.1 会谈法

综合运用共情、积极关注、澄清等会谈技巧，肯定残疾人及其家属的心理真实性，帮助其区分现实与想象。综合运用安全岛技术、蝴蝶拍技术、保险箱技术、积极自我暗示技术、正念技术等方法，缓解残疾人及其家属的恐惧、焦虑、偏执等不适应心理状态，缓和其心理冲突，帮助其心理重塑。

6.2.2 家庭干预

综合心理教育性家庭治疗、危机取向家庭干预、行为模式的家庭治疗、降低情感表达的治疗等模式，提高残疾人及其家属对疾病的认识，教会其一些具体的应对措施，提高服药依从性等，同时积极关注其感受和体验，支持和促进其成长，重塑其家庭关系。

6.2.3 沙盘游戏

运用标准化沙盘工具，为残疾人及其家属提供安全、自由、受保护的表达空间，在象征层面理解其内心处境，看到他们问题表现及背后原因，帮助他们认识自我、整合自性化，寻找生命动力。

6.2.4 认知训练

对不同残疾类型和程度的残疾人进行分级分组，设置相应难度的认知训练团辅课程，通过团辅课程帮助残疾人提升注意稳定性、注意分配、注意转移灵活性、识记能力、记忆保持能力、记忆再现能力、空间感知能力等。

6.2.5 行为训练

对不同残疾类型和程度的残疾人进行分级分组，设置相应难度的行为训练团辅课程，利用条件反射的规律，如强化、消退、示范、模仿等，帮助心理与行为异常的残疾人改变异常行为，形成新的适应性行为。

6.2.6 人际关系训练

对不同残疾类型和程度的残疾人进行分级分组，设置相应难度的人际关系训练团辅课程，帮助残疾人察觉其在群体中的习惯性角色定位、行为反应等，通过模拟练习、心理剧等专业方法，引导残疾人掌握表达、倾听、理解、合作、沟通等方面的技巧。

6.2.7 绘画治疗

为残疾人提供自由创作的空间，帮助其在绘画的创作过程中，将潜意识内压抑的感情与冲突呈现出来，并做恰当的引导。

6.2.8 音乐治疗

为残疾人提供音乐体验的机会，借助音乐工具，让残疾人结合感受体验进行自由表达，并做恰当的引导。

6.2.9 工作疗愈

为残疾人提供专注"工作"的机会，通过刺激动觉、视觉、听觉等感觉器官，帮助残疾人提升感官灵敏度，并学会将注意力维持在"工作"内容和过程中，同时帮助残疾人觉察"工作"完成后的成就感，提升自信心和自我效能感。

6.2.10 农作疗愈

为残疾人提供回归田园生活、沟通潜意识农业文化原型的机会。通过专业性服务设计，让残疾人了解甚至逐渐掌握农业生产，学会种植、环境绿化、喂养家禽等技术，激发残疾人体会收获带来的满足感，强化残疾人自食其力的独立意识。

6.3 转介方法

首先，要说明转介的原因。避免残疾人及其家属产生"被拒绝""被抛弃"和"自己有错"等误解。其次，要说明转介去向。避免残疾人及其家属产生"不安全感"和"焦虑感"等，要帮助他们了解转介之后与哪个机构、哪些人员进行对接，安心接受后续服务工作。再次，要及时对接工作。要与接案机构和工作人员及时沟通，充分做好接案准备。

7. 服务流程

残疾人心理调适和精神康复的服务流程主要包括接案、预估、计划、介入、评估和结案。

7.1 接　案

各专业领域的残疾人工作者在服务过程中应完成包括但不限于以

下内容：

——为残疾人及其家属建档立卡；

——全面收集掌握残疾人及其家属信息，完善其人口学资料、既往病史等。

——评估残疾人及其家属的问题是否在心理调适和精神康复的服务范畴和能力范围内，必要时应及时予以转介；

——与残疾人及其家属建立专业关系。

7.2 预 估

各专业领域的残疾人工作者在服务过程中应完成包括但不限于以下内容：

——对残疾人及其家属进行全面评估；

——综合研判残疾人及其家属的心理状况和风险，如攻击性、抑郁、神经症性症状、精神病性症状、自杀风险等；

——根据实际情况，协调进行跨专业的综合分析，包括残疾人及其家属的问题、需求和资源状况等；

——与残疾人及其家属共同决定解决问题的优先次序。

7.3 计 划

各专业领域的残疾人工作者在计划过程中应完成下列工作，包括但不限于：

——邀请残疾人及其家属参与服务计划制定；

——设定服务计划的目的和目标；

——目标的制定应符合具体、可衡量、可达成、可评估、有时限的 SMART 原则；

——制定介入策略、行动步骤及进度安排；

——拟定预期存在的困难、风险及其应对策略和预案；

——明确各专业领域的残疾人工作者、残疾人及家属各自的任务和角色；

——制定过程评估和成效评估计划及指标；

——拟定服务所需的人力、经费、设备设施等资源保障。

7.4 介 入

各专业领域的残疾人工作者在服务过程中应完成包括但不限于以

下内容：

——为残疾人及其家属提供个性化指导建议；

——为残疾人提供心理疏导和心理治疗；

——为残疾人提供社会功能和心理功能康复训练；

——为残疾人家属提供心理援助和心理调适；

——持续和定期为残疾人及其家属提供心理状况和风险评估；

——及时了解残疾人及其家属在服务过程中的问题和需要，根据反馈进行计划、统筹、监督、再评估等，并不断改进服务。

7.5 评　估

各专业领域的残疾人工作者在服务过程中应完成包括但不限于以下内容：

——根据服务计划中制定的过程评估和成效评估计划开展评估；

——采取多种方式收集和分析与服务相关的资料，包括客观资料、主观感受与评价等；

——撰写评估报告。

7.6 结　案

各专业领域的残疾人工作者在服务过程中应完成包括但不限于以下内容：

——根据服务效果和具体情况，确定能否结案；

——巩固残疾人及其家属已有的改变；

——增强残疾人及其家属独立解决问题的能力和信心；

——避免或妥善处理残疾人及其家属因结案产生的负面情绪；

——结案后提供跟进服务。

8. 服务管理

8.1 质量管理

8.1.1 质量管理体系的建立

服务机构应建立残疾人心理调适和精神康复服务质量管理体系，主要包括以下内容：

——残疾人心理调适和精神康复服务质量方针；

——残疾人心理调适和精神康复服务质量目标；

——残疾人心理调适和精神康复服务职责和权限。

8.1.2 服务质量过程控制

服务机构应建立残疾人心理调适和精神康复服务质量控制机制，主要包括以下内容：

——残疾人心理调适和精神康复服务过程应严格按照残疾人心理调适和精神康复服务流程和质量要求开展服务；

——各专业领域的残疾人工作者应识别、分析对服务质量有重要影响的关键过程，并加以控制；

——及时、准确、系统记录服务情况。

8.1.3 服务成效评估

服务机构应按照《社会工作服务项目绩效评估指南》（MZ/T 059-2014）的相关规定，开展残疾人心理调适和精神康复工作服务成效的评估。

8.2 风险管理

8.2.1 风险管理制度

服务机构应建立健全残疾人心理调适和精神康复服务风险管理制度，主要包括以下方面内容：

——识别风险。确定何种风险可能会对残疾人心理调适和精神康复服务工作产生影响，量化不确定性程度和每个风险可能造成损失的程度。

——控制风险。制定切实可行的风险预案和应急方案，编制多个备选方案，并明确风险管理的基本流程，对服务机构和其他各相关当事人面临的风险做好充分的准备。

——规避风险。在既定目标不变的情况下，改变方案的实施路径，消除特定的风险因素。

8.2.2 风险预案

服务机构应在服务策划时一并制订风险预案，对应急指挥体系与职责、人员、技术、装备、设施设备、物资、处置方法及其指挥与协调等预先做出具体安排。

8.2.3 应急处置

服务机构应根据风险的类型及影响程度，采取以下处置策略：

——回避风险。对不可控制的风险应采取回避措施，避免不必要的风险，所有的服务活动要在国家有关的法律、法规允许的范围内进行。

——减少风险。对于无法简单回避的风险，设法减少风险，应建立风险预警机制和风险控制体系，及时与服务各方沟通，获取支持、配合和理解。

——转移风险。把部分风险分散出去，可购买残疾人意外保险及公共责任险。

——接受风险。在力所能及的范围内从事服务，承担风险。

8.3 督导制度

服务机构应建立督导制度，主要内容包括：

——督导者的资格、督导对象；

——督导者的职责和权利；

——督导工作内容、流程；

——督导过程记录；

——督导工作评估。

8.4 投诉与争议处置

服务机构应建立服务投诉与争议处置制度，主要包括：

——服务机构应建立畅通的渠道，收集与服务质量相关的投诉和改进建议；

——服务机构和各专业领域的残疾人工作者对收到的投诉和建议应及时予以回应和反馈；

——服务机构和各专业领域的残疾人工作者根据意见和建议，应采取有效措施，改进服务工作，提高服务质量。

8.5 职业伦理监督机制

服务机构应建立职业伦理监督制度，主要内容包括：

——服务机构应明确各专业领域的残疾人工作者在服务全程需要遵循的伦理规章制度；

——服务机构应为各专业领域的残疾人工作者提供职业伦理道德规范的培训；

——服务机构应建立职业伦理监管系统和机制，避免违反职业伦理道德的情况发生；

——服务机构应建立明确合理的责权奖惩制度，对于违反职业伦理道德的各专业领域的残疾人工作者进行符合规定的处理。

9. 人员要求

9.1 社会工作者

社会工作者应具备以下资质之一：

——获得国家颁发的社会工作者职业水平证书；

——具备国家承认的社会工作专业全日制专科及以上学历；

——从事残疾人社会工作3年以上。

9.2 心理治疗师

心理治疗师应具备以下资质：

——获得国家颁发的心理治疗师职业水平证书；

——具备国家承认的医学或心理学专业全日制本科及以上学历；

——从事心理治疗相关工作有效服务时长100小时以上。

9.3 心理咨询师

心理咨询师应具备以下资质：

——获得国家颁发的心理咨询师职业水平证书；

——具备国家承认的心理学专业全日制本科及以上学历；

——从事心理咨询相关工作有效服务时长100小时以上，个人或团体有效督导时长不少于50小时，个人成长体验不少于50小时。

9.4 志愿者

志愿者应热爱残疾人公益事业，有参与公益服务的经历，并愿意接受与残疾人心理调适和精神康复服务相关的培训。

10. 服务保障

10.1 场　地

服务机构的服务场地除了应符合《残疾人托养服务基本规范（试行）》（残联发〔2013〕20号）中规定的相关基本要求外，还应包含"心理咨询室""团体辅导室"和"心理测评室"等，以及其他与服务相关的多功能活动室等。

10.2 设　备

服务机构的服务设备除了应符合《残疾人社会福利机构基本规范》（MZ/T 024-2000）中规定的相关基本要求外，还应配备心理测评系统、团体心理辅导箱、心理沙盘工具、情绪宣泄工具、音乐放松仪器、身心反馈仪等专业设备，并鼓励配置心理机器人等人工智能设备。

10.3 信息化

服务机构应不断加强信息化服务管理水平，主要内容包括：

——服务机构应将残疾人心理调适和精神康复服务相关信息纳入信息化系统建设或规划；

——运用信息技术，对残疾人及其家属、志愿者以及残疾人心理调适和精神康复服务过程中产生的信息进行系统化管理；

——建立残疾人心理调适和精神康复服务数据库，定期开展服务数据统计分析，并用于服务成效评价及相关研究与决策工作；

——应做好残疾人心理调适和精神康复服务信息保密工作，维护残疾人及其家属的合法权益。

10.4 档案管理

服务机构应建立残疾人心理调适和精神康复服务档案管理制度，包括档案的归档范围及要求、档案移交、档案储存及保管、档案的借阅、档案销毁、档案保密等内容，并指定专人负责服务档案管理工作，对残疾人心理调适和精神康复服务过程的资料进行及时归档，主要内容包括：

——残疾人及其家属的基本信息档案，包括残疾人及其家属的基本信息、服务受理和评估记录、服务资质证明等；

——服务过程的记录，包括个案、小组、社区服务等相关服务记录；

——服务质量监控记录，包括考核情况、服务质量目标完成情况和服务计划调整情况等；

——服务转介和跟踪记录，包括服务转介情况及跟踪回访情况记录。

11. 其 他

本规范按照 GB/T 1.1-2009 给出的规范起草。

本规范由南京市江宁区残疾人康复工作办公室提出。

本规范主要起草单位：南京市江宁区残疾人联合会、南京市江宁区心理学会、南京市江宁区朋辈社会工作服务指导中心。

本规范主要起草人：陈沛然、毛为桂、江雨、孙薇、李静、李振鑫、吴祥坤、汪娟娟、周生、徐静昕、程永武、魏怀淼、刘穿石、郑爱明。

南京市江宁区残疾人联合会

2020 年 6 月 9 日

残疾人心理调适训练

海伦·凯勒曾说过："人生最大的灾难，不在于过去的创伤，而在于放弃了未来。"如果眼睛只盯着缺失看，就可能忽视希望所在。残疾人普遍存在一定的自卑心理，由此还可能导致对环境、对他人或自己的愤怒，对生活的迷茫。家家有本难念的经，不同的人也存在着不同的个性问题。因此，我们将第一篇分为两大部分，在共性问题的活动中，残疾人将尝试勇敢解开心结，只有体会过合理表达愤怒的舒适，才能解开不良情绪的症结；只有为生活设立目标，才能找到生命的"宝藏"；只有转变消极思维，才能坦然面对路上的坎坷。在个性问题的活动中，视障患者将以别样的方式拥抱光明，"看"到多彩的世界；聋哑人则要学会利用自身的聪明才智，扬长避短，战胜种种困难；肢体残疾者将在有趣的游戏中宣泄压力，卸下重担；智力残疾人则在小小的练习中，学会与人相处，感受温暖与爱。

第一部分　共性问题

否　认
愤　怒
迷　茫
绝　望

模块 1-1：否　认

001．解开心"结"

一、活动目的

1．让残疾人勇敢说出自己的"心结"，这样才能闯关成功。

2．帮助残疾人意识到"否认"无法解决问题，只有面对现实才能继续前进。

二、时长要求

约 30 分钟。

三、场地要求

室内团体心理辅导室。

四、人员准备

1．一名工作人员把控活动流程。

2．一名工作人员提前准备材料。

3．多名工作人员在活动中给予残疾人一定的帮助。

五、道具准备

红色细绳，问题卡牌，闯关所需物品。

六、程序设计

1．活动开始，工作人员在每个残疾人的手腕上都系上三个绳结。

2．工作人员说明活动规则：每个人心中都会有心结，我们需要将内心的心结大胆地说出来，这样才算闯关成功。

3．工作人员需要帮助残疾人一起闯关，到达每关的节点后，回答一个卡片问题，问题的内容一般为：您觉得残疾给您带来的最大困扰是什么？如果残疾人愿意回答，并勇敢说出自己的故事，就可以解开自己手腕上的一个结。

4．如果不能大胆地说出心结，逃避和否认，残疾人只能回到起点，再次挑战闯关。只有勇敢面对现实，才能闯关成功。

5. 残疾人交流分享感受：自己在面对问题卡牌时，心中的想法有哪些。

6. 工作人员进行总结归纳，并重申主题，告诉大家，沉湎于过去是无法继续前进的。

七、注意事项

1. 闯关的内容可自行设置。针对的残疾人群体不同，设置的闯关活动也应有所不同。

2. 关卡节点问题的设置应该有一定的层次性。残疾人在回答问题时，大家应该保持安静。

3. 在活动中，要注意残疾人群体的身体承受强度。

活动启发

活动价值探讨

否认不能消除问题。否认，是最常用的一种心理防御机制。有些问题我们不想看到，有的想法与道德规则相悖以致我们不愿意承认，有的事实我们不想接受……这时候我们就会选择否认的态度，以维持自己的心态平衡。这种下意识的防御行为，能在短期内使我们感觉一切都好。因为承认问题，意味着我们不得不去应付与其相关的所有困难。但我们都知道，闭上眼睛不代表周围的客观事物就不存在了。否认阻碍着我们认清事实本身所带来的长期性问题，让我们很难认清生活中发生了什么。

接纳才能解决问题。我们都说，正视问题的存在是解决问题的第一步。接受问题，意味着我们已经有了足够的勇气来面对问题，我们有了一定的心理准备来对问题说"不!"也许有人会质疑，为什么人们要和自己的问题站在一起？回想一下吧，真正介意自己矮的人是不愿意听见别人聊身高的。真正担心自己有心理问题的人，往往说："我不担心，我知道这很正常。"愿意接纳自身缺陷的人，可能会诚恳地说："我知道我有这些缺陷，但我同时也有优点，我可以取长补短，我愿意努力去进步。"

活动案例反思

　　本活动对于残疾人而言其实是比较难的。难的地方在于，他们能否逐渐解开心结，面对自己的残缺不再真正感到自卑。一开始，我们可能会看到，许多人采取假装满不在乎的方式："有点困难吧，困难肯定有，我走路不怎么方便，不过习惯了也还行。"徐叔叔这么答。还有的人采取攻击的方式表达不满："今天的活动没啥意思。"借助心理老师的疏导和情感反应技术，大家渐渐放下了戒备，开始认真面对活动："的确很不方便，其实我不大想提这事，但是听完老师讲的，也确实有点道理。我腿脚不好，上下公交车都很慢，特别担心别人嫌我慢，渐渐地也就不爱坐公交车了。"大家渐渐解开了心结，说出了藏在心里的真实想法，心理老师也为这些情绪进行了疏导。离开的时候，张阿姨反馈说："其实心理老师挺专业的，这些想法我说出来，感觉像是卸下了一块石头。"

002. 魔术抽拉画

一、活动目的

1. 让残疾人学会制作一幅抽拉画。

2. 让残疾人意识到，我们可以换一个角度看世界。

二、时长要求

约20分钟。

三、场地要求

室内团体心理辅导室。

四、人员准备

1. 一名工作人员把控活动流程。

2. 一名工作人员提前准备活动材料，学习制作抽拉画。

3. 多名工作人员一对一帮助残疾人完成抽拉画。

五、道具准备

封套，画纸，画笔，透明胶片，胶棒。

六、程序设计

1. 工作人员分发材料，每人手中一个封套，一张画纸，一个透明胶片，一些画笔和胶棒。

2. 工作人员指导残疾人按照要求和步骤制作自己的魔术抽拉画，并进行细节上的帮助，直到所有人完成魔术抽拉画。

3. 工作人员带领残疾人感受黑白线条下隐藏着的色彩和图画。

4. 残疾人交流分享感受：这幅作品让你学会了什么？

5. 工作人员总结活动内容，引导残疾人学会换一个角度看世界。

七、注意事项

1. 应选择制作方法简单、色彩丰富的魔术抽拉画。

2. 制作魔术抽拉画的过程中，工作人员要时刻关注制作有困难的人，及时提供帮助。

3. 控制好制作魔术抽拉画的进程，保证每个人完成的时间大体一致。

活动启发

活动价值探讨

了解魔术抽拉画。魔术抽拉画的有趣之处是，一张黑白图片，抽出来之后会变成彩色的。原因是它有两层，上面一层是黑白的透明胶片，下面一层是画好的彩色图案。我们先将彩色的一页涂好颜色，放入胶片下，再照着轮廓临摹一遍，就得到了同样黑白的图案。这样，抽出来的部分是彩色的，封套内的部分是胶片的黑白色，有趣又好看。选用魔术抽拉画的形式，正好也符合活动主题。

学会换个角度看问题。古诗云："横看成岭侧成峰，远近高低各不同。"同样一座山，换不同的角度，就能看到不同的景色。还记得曾经学过的课文吗？老师教同学们画杨桃，大家都完成得不错，只有一个学生画出来的是五角星。大家都笑了，但是他说，我看到的就是这样。老师走到他的座位上坐下，发现从他这个角度看到的杨桃就是五角星。有时候，我们受自己看问题角度的限制，往往跳不出来。换一个角度再想想，许多问题可能就迎刃而解了。

活动案例反思

　　活动一开始，心理老师将所需要的材料发给每位残疾人，包括水彩笔、马克笔和魔术抽拉画制作工具（画纸、透明胶片和胶套等）。心理老师展示事先准备好的图画内容，有色彩缤纷的彩虹图，有碧水蓝天的登楼望江图，还有牛羊成群的农庄图，让残疾人自由选择一张图画进行临摹。随后，残疾人在画纸上画上图案，并用水彩笔上色。完成彩色图案后，心理老师指导残疾人将透明胶片放在画纸上，使二者完全重叠，然后用马克笔在透明胶片上描出下面图案的轮廓。当所有残疾人完成画纸上的图案和透明胶片上的轮廓后，心理老师带领残疾人将透明胶片和画纸装进胶套里，透明胶片放进带有方框的一面，画纸放进胶套的下间层，魔术抽拉画就完成了。轻轻往外拉出画纸和透明胶片，原先的黑白图案就神奇地变成了彩色图案。在最后的总结分享中，心理老师指出，生活中的很多事，就如同魔术抽拉画一般，我们往往只看到消极黑暗的一面；如果尝试换一个角度，就可能看到事情背后积极彩色的一面。

模块 1-2：愤　怒

003. 怒"火"爆破

一、活动目的

1. 帮助残疾人将愤怒情绪实体化。

2. 通过游戏，让残疾人爆破愤怒情绪，学会合理宣泄。

二、时长要求

约 30 分钟。

三、场地要求

室内团体心理辅导室，室外亦可。

四、人员准备

1. 一名工作人员把控活动流程。

2. 一名工作人员提前准备好活动材料。

五、道具准备

气球一袋，纸、针等（用于爆破气球的工具）。

六、程序设计

1. 工作人员给每个残疾人发气球，指导他们想象一下脑海中的"愤怒"是什么模样，并用笔在气球上描绘出来。

2. 让残疾人把令自己感到愤怒的3—5件事写在纸上，交给工作人员，工作人员依次收好。

3. 邀请残疾人拿着自己的气球上台，工作人员每读一件令他感到愤怒的事情，残疾人就往自己的愤怒气球里吹气，根据这件事让自己感到愤怒的程度决定吹气的多少。

4. 在气球膨胀到一定程度时停下，将口扎紧，贴上纸条。

5. 所有人结束上述环节后，请残疾人选择一种自己喜欢的方式让气球炸掉，比如用针戳、用屁股坐等。

6. 残疾人交流分享感受。

7. 工作人员对活动内容进行总结归纳：学会合理表达和宣泄自己的愤怒情绪。

七、注意事项

1. 多准备几个气球。如果残疾人觉得非常愤怒，直接将气球吹炸也没关系，可以让他多试几次，直到他的愤怒感渐渐降低，不再吹炸气球为止。

2. 当有人不能很好地将吹好的气球绑好时，工作人员要从旁协助。

3. 活动次数根据具体时间和实际情况进行调整。

活动启发

活动价值探讨

保护性的否定很快就会被事实推翻，人们通常会产生生气、愤怒、怨恨、嫉妒、感觉不公等情绪。"我是悲惨的残疾人，而你们是快乐的健康人！"这种心理的失衡和不满往往会使残疾人毫无缘由地迁怒并发泄于最近的亲人、朋友。除了给予鼓励、支持外，提供一个合理发泄愤怒的渠道也是十分必要的。

气球爆破——"气炸了"。气球，大家都见过，也都玩过。吹气球的时候，一不小心就可能吹爆。气球里面都是气体，就好像我们人类的肺部一样，所以我们用"气炸了"这种很形象的词，比喻人很生气。此活动就是用气球作为道具，让大家感受发泄怒火是什么样的感觉。

之前我们已经通过吹气球，让大家感受了吹这个动作发泄怒火的心理原理。实际上，我们做许多事的时候，都会用一种象征化的形式来缓和情绪。象征化也是一种心理防御机制。比如，小朋友在家不小心撞到门框上，又疼又气，嗷嗷大哭。这时候，家里人就会赶紧过去，一边哄小朋友一边拍打门框："这个门框怎么这么讨厌，非要撞我们，看爸爸妈妈给你打它了。"再比如，不小心摔了碗，我们会说"岁岁平安"。这其实都是一些象征化的形式，这种方式能够帮助我们缓和情绪。大家自己也可以总结归纳出更多的象征化手段。

活动案例反思

活动中，心理老师通过询问残疾人朋友最近所遇到的烦心事来引出"怒火爆破"的团辅活动主题。在心理老师的指导下，残疾人朋友通过想象，用笔将自己脑海中"愤怒"的模样在气球上描绘出来。当大家都画出"愤怒"的模样之后，心理老师邀请残疾人朋友在纸上写下最近令自己感到愤怒的事情，并与大家一起分享。随后，残疾人朋友需要根据这件事情令自己愤怒的程度，决定往自己的气球里吹多少气。最后，残疾人朋友将气球扎好，并选择自己喜欢的方式让气球炸掉，如用针戳炸或用手挤压爆炸，等等。伴随着"嘭嘭嘭"的爆炸声，大家一边捂耳朵一边笑开颜。不少残疾人表示，气球爆炸的一瞬间，心里舒服多了。

004．情绪垃圾桶

一、活动目的

1．通过把同伴当成"情绪垃圾桶"来宣泄愤怒。

2．当同伴的"情绪垃圾桶"，对他们的愤怒情绪给予反馈。

3．帮助残疾人学会剖析愤怒情绪背后的原因，掌握调整不合理观念的方法。

二、时长要求

约 30 分钟。

三、场地要求

室内团体心理辅导室。

四、人员准备

1．一名工作人员把控组织活动流程。

2．一名工作人员准备活动材料。

五、道具准备

椅子。

六、程序设计

1．工作人员将椅子摆放成一个圆圈，并让残疾人落座。

2．工作人员选出一名残疾人开始活动，让他向大家诉说一件自己最近所遇到的愤怒事件。圈内的其他残疾人都要对这件事情发表看法，可以说一说如果是自己的话，自己会怎么做。

3．圈内的每一个人依次分享，其他残疾人也轮流发表自己对这件愤怒事件的看法。

4．在活动过程中，工作人员需要注意残疾人可能会表达不合理观念，要带领大家一起帮助残疾人正确看待问题。

5．残疾人交流分享感受。

6．工作人员进行总结归纳：一是要合理看待愤怒情绪，学会接纳自己的愤怒情绪；二是要找到方法适当宣泄，合理化解愤怒情绪。

七、注意事项

1．当残疾人倾诉愤怒事件的时候，工作人员要保持室内安静，给予倾诉者充分的关注。

2. 在反馈的过程中，遇到对错误观念分析不到位的情况时，工作人员要进行适当补充反馈。

活动启发

活动价值探讨

学会倾诉。许多男性不善于倾诉，可能是由于好面子，也可能由于不善表达。女性相对而言较为感性，她们喜欢凑在一起叽叽咕咕，分享新鲜事，发发牢骚，互相安慰。其实，不论男性还是女性，都可以学会倾诉。随着年龄增长，许多人的知心朋友只有固定的两三个，遇事也往往自己消化，因为不好意思再去麻烦别人，这其实容易导致情绪的积压。

团体支持。在一种充满理解和信任的环境中，圈内的每一位成员诉说自己的愤怒事件，倾听他人反馈，感受他人温暖支持的同时改变原有的不合理观念，学到更好的接纳情绪方法，更合理地宣泄、化解愤怒情绪。

情感树洞。有一个陌生人，他能承接你的情绪、遭遇，又不认识你，不知道你的真实信息，你愿意向他倾诉吗？与情感树洞类似的主持人和网络工作者，一直都深受人们的欢迎。我们好像找到了一个安全的小仓库，既能把自己的不良情绪和想法偷偷丢进去，又不怕被人发现。我们既有倾诉的心理需求，又有对安全感的需求。许多人宁愿选择这样一个陌生人，告诉他自己的心事，因为他温暖又包容，不会评价我们的想法；又因为他陌生，我们不必担心隐私暴露。

活动案例反思

活动中，每位残疾人都要说出自己最近遇到的愤怒事件，其他残疾人针对这件事发表自己的看法，如果是自己遇到同样的事，会如何进行解决。其中，有一位残疾人说道：孙女最近好像和自己不太亲近了，自己最近有些不开心。另一位有经验的残疾人分析说：这是小孩子长大的正常现象，我家孙女那个时候也有这样的反应。后来，心理老师给这位残疾人科普一些心理学知识，这个年龄段的小孩子会越来越关注并融入同伴，逐步脱离家庭是正常的现象。那位残疾人听后才醒悟过来，原来不是自己的孙女不够亲近自己，而是自己有错误的观念。活动最后，在心理老师的层层引导下，残疾人理解了，有时愤怒的背后是自身存在一些不合理的观念。

模块 1-3：迷　茫

005．百里挑一

一、活动目的

1．通过挑选最适合的残疾人人选，完成关卡。

2．帮助残疾人找到自己存在的价值。

二、时长要求

约 30 分钟。

三、场地要求

室内团体心理辅导室，室外亦可。

四、人员准备

1．一名工作人员把控活动流程。

2．一名工作人员提前准备活动材料，布置关卡。

五、道具准备

指压板，零散拼图，带有关键词的语句（或耳熟能详的乐曲），篮球，计时器。

六、程序设计

1．根据人数进行分组（3—5 人为一组），每组残疾人包括一名视力残疾、一名听力残疾、一名言语残疾、一名智力残疾和一名肢体残疾，进行闯关计时比赛。

2．工作人员指导各小组根据关卡的内容，从自己队伍中挑选出最适合的人参与挑战，并在各个关卡处做好准备。

3．工作人员宣布计时开始。整场游戏活动的障碍内容有指压板跳绳、听歌猜歌名、拼图大 PK、拍打篮球等。

4．各组依次闯关，根据完成时间长短评出名次。

5．残疾人交流分享感受。

6. 工作人员进行总结归纳：每个人都有自己的独特长处，我们要看到自己的长处，展现出自己的价值。

七、注意事项

1. 分组时，每个小组里不同的残疾人类别应只有一个。

2. 活动关卡的设置要与残疾人的类型相匹配，每一组的障碍关卡可以有所区别。

活动启发

活动价值探讨

人无完人，金无足赤。虽然我们都明白这个道理，知道人不可能从头到脚都完美，从内到外都优秀，但是，还是会有许多人在面对自己的"不完美"时备受困扰。"我要是再瘦点就好了"，这是很多女孩的困扰；"我要是再强壮点就好了"，这是一些男孩的期望。如果我能再聪明点，如果我能再机灵点，如果我能再勇敢点，如果我能再……我们对自己有非常多的期待，这些期待，许多都是因为我们感觉自己天生就有缺陷，这些缺陷如影随形，时不时就会冒出来。其实想想看，大家都一样，每个人都有许多不完美，要求自己完美，是不是有点太不现实了？

取长补短，激发潜力。对于那些后天的缺陷，我们可以通过自身的努力去弥补或改善。想瘦就去减肥，想提高英语能力就去练习，想变强壮就去健身，把对自己不完美的厌弃，化为激励我们奋进的动力。对于残疾人来说，他们的缺陷更为现实，也更影响他们的生活，但是，他们一样拥有自己的优点，有自己擅长的领域。有的人虽然有视力障碍，但是有更强的听力和直觉；有的人虽然肢体残缺，但他善良坚韧，比常人有更强的耐受力；有的人听不到声音，但是心灵手巧，能写会画。学会发现自己身上的长处，发挥自己的优点，激发自己的潜力，也许我们会发现，原来人生还有无限的可能等待我们自己去创造。

活动案例反思

老师讲解完之后，大家立刻明白了这个活动的含义。大家根据残疾类型进行分组，组员们互相鼓励，先讨论了任务分配。"接下来就靠你啦。""这一关我可以完成。""小刘玩那个指压板怎么样？""我猜歌可以，我听的歌多。"大家各自找到了自己认为可以完成的任务。比赛开始，大家依次通过不同的关卡。围观的组员喊起了加油，大家一边紧张地完成任务一边笑着。有的人顺利完成了拼图，有的人一边喊疼一边完成了指压板跳绳，有的人猜歌名遇到了难处，急得直转圈："你们选的歌我都没听过啊。"其他组员赶紧一起猜，向他提供答案。最终，大家陆陆续续完成了任务。不论排名如何，组员们都相互鼓掌庆祝。"没想到你拼图这么厉害啊！"小芳夸赞了小文。老师请大家分享自己的感受。"每个人都很好地完成了自己的任务，值得表扬！大家真厉害！"王叔首先夸赞了每一个人。"我虽然拼图不行，但是我不怕指压板，我身体好着呢，人家说身体不好的人玩指压板会疼得嗷嗷叫，看来我还不错！"崔大爷仿佛说相声似的，其他人纷纷附和他："没错没错，那个指压板我就玩不了。"大家通过活动，不仅释放了压力，还找到了自己的优势所在。

006. 绿野寻踪

一、活动目的

1. 残疾人利用"藏宝图"，寻找"锦囊"，找到"宝藏"。

2. 让残疾人明白，迷茫时不仅可以依靠自己，也可以寻求外界的帮助。

二、时长要求

约30分钟。

三、场地要求

室外。

四、人员准备

1. 一名工作人员把控活动流程。

2. 一名工作人员提前准备活动材料。

3. 多名工作人员充当游戏中的"热心市民"，给残疾人提供帮助。

五、道具准备

标记着"热心市民"和藏宝地点的藏宝图，不同的便签纸条（分为自己完成的和与"热心市民"一起完成的），锦囊袋。

六、程序设计

1. 残疾人根据手中的"藏宝图"，一起出发寻找锦囊。

2. 锦囊存放在通往"宝藏"的路径中，只有拿到锦囊，才能到达下一个地点，否则就找不到线索，不能继续前进。

3. 在获取锦囊时，需要完成任务，任务由残疾人自己选择，如果抽到的是双人任务，则要主动寻求"热心市民"的帮助。

4. 拿到锦囊之后，根据锦囊的提示找到藏宝地点，获得宝藏。

5. 活动结束后，残疾人交流分享感受。

6. 工作人员进行总结归纳。

七、注意事项

1. "寻宝地图"要简单易懂，如果有视力残疾人，则需要工作人员陪同出行。

2. 任务可以分为视觉任务（如拼图）、运动任务（如跳绳）、听觉任务（如提取关键词）等。

3. 抽取锦囊时，首先划分任务类型，再根据抽取结果，自己完成或与"热心市民"一起完成。

活动启发

活动价值探讨

不怕困境，学会求助。大家都有过迷路的经历吧？迷路的时候，你是会选择去问别人，还是会自己想办法呢？有的人说："我问过别人，没想到有人指路反而指错了，还有的人不理不睬，说自己不是本地人，我还不如靠自己的手机地图呢。"有的人说："问人啊，问一句又不费事，一个人不知道，再找其他人问呗，手机地图一点也不靠谱。"还有的人说："我不太好意思问别人，还是自己找找吧。"第一个人和第三个人，可能看地图绕了好几圈也没找到地方，第二个人呢，问了几个人之后成功到达目的地。对于残疾人而言，他们可能更要强，更不愿意求助他人，因此也会花费更多的时间。其实，只要放下心中的"羞怯和敏感"，学会求助，往往能发现更好的解决办法。

不怕拒绝，勇敢交流。其实，有时候我们不敢迈出求助的那一步，是因为担心别人不能给予我们想要的帮助，所以宁愿靠自己。虽然能够依靠自己并不是一件坏事，但有时候交流的确可以帮助我们打开闭塞的思路，帮我们节省时间，提高效率。有的人已经非常着急了，但宁愿忍着也不敢求助别人。"大不了放弃。"他们这样宽慰自己。我们其实不必让自己这么狼狈，"忍"，也是对自己内心需要的忽视。勇敢一点，再重视自己一点，跨出那一步，你就会发现，原来与人交流，向人求助，真的不是一件难事。

活动案例反思

"我这里有一份藏宝图，到底是什么宝藏我现在还不能告诉大家，大家需要根据线索来寻找。"充满童真、童话、童趣色彩的活动任务立刻引起了残疾人的兴趣。活动过程中，残疾人需要通过抽签来决定是自己单独完成还是和家属一起完成任务。有让大脑飞速运转的拼图游戏，有紧张与欢乐并存的爆破游戏，也有需要集中注意力的聆听游戏。"帮我想一下这道题答案是什么！"有人呼唤帮助；"让我先试试……"有的人选择依靠自己。在工作人员的鼓励下，没有完成任务的残疾人向在场的观众求助，观众给他们提供了更多的答案。活动最后，大家说出自己的心声："我平常不太习惯求助，但是今天的题目，有的我确实不会，越不会越急，越急越不知道该怎么办，如果早点求助，我可能早就通过了。""我以前也是不愿意求助别人，后来发现，大家会比较热心地帮助我，渐渐地我就改过来了，其实还是好人多。"小兰说。最后，每一名工作人员都从自己的口袋里拿出了又大又红的苹果作为最终的"宝藏"送给参加活动的残疾人，并衷心祝愿他们在以后的日子里能够平平安安，健康喜乐。

模块 1－4：绝　望

007. 歌声与微笑

一、活动目的

1. 让残疾人学会《歌声与微笑》的歌曲和舞蹈。

2. 帮助残疾人从音乐和舞蹈中体验积极乐观的力量。

二、时长要求

约 50 分钟。

三、场地要求

室内团体心理辅导室。

四、人员准备

1. 一名工作人员把控活动流程。

2. 一名工作人员准备活动材料。

3. 多名工作人员协调舞蹈老师、手语老师、摄像老师的工作。

五、材料、道具准备

歌曲《歌声与微笑》，蓝牙音响，舞蹈服。

六、程序设计

1. 工作人员带领所有视力残疾人学唱《歌声与微笑》。

2. 同时，舞蹈老师对非肢体残疾人进行舞蹈教学，手语老师对非视力残疾人进行手语舞蹈教学。

3. 大家大致掌握歌曲和舞蹈后，加以整合完善，舞蹈老师排练队形。

4. 经过多次排练，最后形成一个完整的表演曲目。

5. 在家属面前进行"汇报表演"，摄像师摄像记录，表演结束后残疾人分享感受。

6. 工作人员总结归纳，在后期将视频发放给残疾人。

七、注意事项

1. 为了保证进度一致，选取的残疾人的残疾程度应相当。

2. 要将舞蹈活动、手语活动简洁化，在联系舞蹈老师、手语老师时需要提前说明。

活动启发

活动价值探讨

歌声与微笑。音乐是生活中不可或缺的一部分，是我们精神的伴侣。音乐将人们抽象的感觉具体化、形象化，可以引起人们的兴奋、忧郁、紧张、平静等不同的情绪。在《歌声与微笑》营造的积极向上的氛围中，参与者通过聆听、演奏、舞动来感受音乐的力量，缓解焦虑、抑郁等不良情绪。"请把我的歌带回你的家，请把你的微笑留下……"这是一首脍炙人口的歌，即使不记得歌词，我们看见歌名也能回忆起旋律。有的歌就是具有这样的力量，仿佛有无限的感染力，一经传播，便能让每个人都体会到歌曲传达的情感。希望每位残疾人，在学习歌曲的过程中，都能绽开笑颜，让希望传递。

笑容具有积极的力量。我们可以发现，小孩子划破了手，先是哇哇大哭，然后才会伤心。一个小孩的哭声会感染一堆小孩，只要一个哭了，很快其他小孩也会跟着哭起来。那么我们会不会先哈哈大笑，接着感觉到愉快呢？答案是有可能。研究表明，笑容也具有暗示意义。笑可以缓解疼痛，笑口常开的人免疫力也比较强。所以，不妨每天多笑一笑，看着镜子里的自己，绽放美丽的笑容，由衷地赞美自己一句："我很棒！"体验之后，看看自己会有什么心理变化吧！

活动案例反思

此次活动，老师精心编排了《歌声与微笑》的手势舞。音乐响起，熟悉而愉快的歌声回响在团体辅导室内。首先，在老师的带领下，残疾人很快就学会了唱这首歌。随后，老师开始手把手地教残疾人手势舞，放慢速度，一边唱出歌词，一边做出相应的手势，残疾人也逐渐学会了。最后，在老师的指挥下，残疾人将这首歌的手势舞完整顺利地表演出来。在音乐的感染下，每个残疾人的脸上都带着灿烂的笑容。"我们都喜欢唱歌，唱歌好，唱完歌感觉心情舒畅。没事儿就来活动室唱一唱，挺好。"大家都期待下一次还能有这样的活动。

008. 柳暗花明

一、活动目的

1. 残疾人用故事接龙的方式改变故事走向。

2. 帮助残疾人明白，人生不可能一帆风顺，要拥有绝处逢生的勇气。

二、时长要求

约 30 分钟。

三、场地要求

室内团体心理辅导室。

四、人员准备

1. 一名工作人员把控活动流程。

2. 一名工作人员提前准备活动所需的材料。

五、材料、道具准备

故事主题，椅子。

六、程序设计

1. 工作人员将所有人分成几组，每组大约 5—7 人。

2. 工作人员给出一个主题，如"一次旅游""英雄救美""鬼故事"等等，并准备好若干个看似毫无关联的"关键词"。

3. 各小组坐在一起，围成一圈，开始故事接龙。

4. 各小组选一名队员根据第一个"关键词"给出故事开头，按照顺时针方向，每名队员依次续接故事，并尽可能让毫无关联的"关键词"串联成一段自然、完整的故事。

5. 当最后一人完成接龙后，将小组接龙拼出的完整故事向大家讲述。

6. 残疾人交流分享自己的感受。

7. 工作人员进行归纳总结：人生的境遇就如同故事接龙一样，不可能永远顺遂人意，我们要有绝处逢生的勇气和信心。

七、注意事项

1. 工作人员要提醒所有人，故事的开头和结尾很重要。

2. 用一段话描述自己构思的情节，需要注意语言的凝练性和准确性。

活动启发

活动价值探讨

我的故事我主宰。我们都喜欢听故事、读故事，是否也喜欢写故事呢？有的人用故事，将自己想象的美好保存下来；也有的人用故事，将自己内心的期望记录下来；还有的人用故事，将自己不敢说的话表露出来。于是，有了诗人，有了小说家，有了编剧，有了创作人……写故事、说故事，是一种很好的升华形式。我们整理思路，用语言或文字将自己内心的情绪具体化。我的故事我主宰，我的情绪我记录，我的想法我总结。在心理学的治疗手段中，记日记和写故事也是一种有效的治疗方法。所以，不想倾诉的时候，不妨动笔写写看吧。

我的人生我主宰。人有两种不同的归因方式。一类人，喜欢对事情做外归因，认为自己的遭遇都是外界环境或者命运造成的，这样的人比较悲观，面对问题，他们往往是"无能为力"的。他们也容易"甩锅"，遇到失误时，倾向于把责任推给外界或者他人。还有一类人，倾向于做内归因，遇到问题先在自己身上找原因，他们认为生活中大多数事情的结果取决于自己的努力程度，这种人相信自己能够控制事情的发展与结果。努力一定有结果吗？不一定。但是不努力，天上不会掉馅饼。我们也许不能决定命运，但是可以决定自己的行动，做好充足的准备，好运气才有可能眷顾。

活动案例反思

活动开始之前，心理老师通过询问发现，残疾人普遍爱看战争题材的电视剧。于是，心理老师就以战争题材为这次活动的主题，让大家进行故事接龙，每个残疾人都需要根据规定的"关键词"，把这个故事补充完善，故事经过每一个残疾人讲述，都发生了跌宕起伏的转折。第一个人需要给出故事的开头，最后一个人需要记录好故事，最后将整个故事给大家讲述出来。残疾人思考了好一会儿，才想好这个故事的开头，故事发生在国民党和共产党内战的时候，共产党的特工陈峰潜伏在国民党的内部，一次偶然的机会，陈峰得到关于"飞鸟"计划的内容……残疾人根据这个开头，不断地进行补充完善，形成了一段惊心动魄的谍战故事。陈峰历经磨难，在身份暴露的情况下，利用自己的聪明才智将消息传了出去，阻止了"飞鸟"计划的实施。虽然故事一波三折，但结局是圆满的。小玲总结说："我知道挫折在所难免，谁也不可能一帆风顺。不怕挫折，勇敢地尝试，也许结果就会不同。"小姜说："有时候我就是会犯懒，一想到难处，就不想动了。如果能把注意力放在自己想做的事情上，懒也是可以克服的。"

第二部分 个性问题

视力残疾

听力和言语残疾

肢体残疾

智力残疾

模块 2-1：视力残疾

009.幸福拍手歌

一、活动目的

1. 让大家在听到关键词后做出相应的动作。

2. 希望通过游戏向视力残疾人传递爱的力量。

二、时长要求

约 30 分钟。

三、场地要求

室内团体心理辅导室。

四、人员准备

1. 一名工作人员把控活动流程。

2. 一名工作人员提前准备材料。

五、道具准备

音响设备。

六、程序设计

1. 工作人员带领大家先听一遍歌曲，并根据歌词中的指令语做相应的肢体动作。

2. 在温暖愉快的氛围中，邀请视力残疾人说一说，在生活中有哪些事让自己感觉到幸福。

3. 让大家带着愉快的心情再次聆听歌曲，此时，《幸福拍手歌》的歌词可以有一定的修改，比如：如果感到幸福你就"笑一笑"等，程度和原歌词相比有一定的加深。

4. 视力残疾人可以说一说，在刚刚听到的幸福故事中，印象最深刻的是哪件事，以及为什么。

5. 工作人员进行总结归纳，在歌声中强调我们应该用积极乐观的态度对待生活。

七、注意事项

1. 视力残疾人看不见，所以可能会有一定的抵触情绪。可以在活动之前描述一下工作人员，让大家感觉环境是安全的，缓解视力残疾人的紧张情绪。

2. 歌词的改动要符合大家的实际情况，并且能够表演出来。

活动启发

活动价值探讨

什么是幸福？人们不懈追求幸福，每个人对幸福的理解也不同。有人认为，有钱有闲，就是幸福；有人认为，学到足够的知识是幸福；有人认为，做自己喜欢的事情是幸福；还有很多人认为，健康平安就是一种幸福。幸福，有时候是人生大目标的实现，有时候就藏在平凡的日常生活中。学会发现幸福，拥有一双发现幸福的眼睛，何尝不是一种幸福。

不要忘记小幸福。人们有时候会说："我太难了！最近好丧。"是啊，信息爆炸的时代，每天接收的信息越来越多，人们在繁忙的工作和生活中，常常只看到眼前的烦乱，而忘记了那些幸福的时刻。我们常常抱怨自己的生活遭遇，其实，并不是我们真的倒霉，而是无限放大了遇见烦心事时糟糕的感觉。有时候也不要忘记：暴雨天恰好带了伞，不小心迟到恰好没有点名，刚走到公交站就等到车，这也是生活中的小幸福。

活动案例反思

"有一次，做活动那天正好是我的生日，平常在家我一般不过生日，那天来到活动室，没想到大家突然拿出蛋糕祝贺我，我那天许了一个心愿，希望家人健康，自己也能成为一个有用的人。虽然我看不见那个蛋糕，但是它真的很好吃，我现在还记得。"小阳分享了自己的幸福时刻，他的真诚让很多人微微红了眼眶。"其实我挺容易满足的，只要符合我的心意，一点小事也会让我觉得幸福。有一天，家人给我带回一只小狗，它汪汪叫，但是从不咬我，经常跑到我怀里，我觉得它是世界上最可爱的小狗，每次抱着它我都很幸福。"阿光的话，让其他人羡慕："猫狗双全的人可能是世界上最幸福的人了。"大家在活动中学习了《幸福拍手歌》，分享了自己觉得幸福的时刻。大家发现，原来"幸福"真的不难。

010. 想象的翅膀

一、活动目的

1. 让视力残疾人在活动中"看"到一个故事。

2. 让视力残疾人换一个角度触摸世界。

二、时长要求

约 30 分钟。

三、场地要求

室内团体心理辅导室。

四、人员准备

1. 一名工作人员把控活动流程。

2. 一名工作人员提前准备材料。

3. 一名工作人员联系"说影人"。

五、道具准备

投影仪，影片（及影片中的典型物件），桌椅，麦克风。

六、程序设计

1. 助残志愿者引出主题，今天大家一起欣赏一部电影。

2. 助残志愿者帮助视力残疾人坐到各自的座位上，邀请说影人给大家说影。

3. 视力残疾人对电影进行总结归纳，并交流分享感受。

4. 工作人员进行总结归纳。

七、注意事项

1. 在说影人说影的过程中，要保证绝对安静。

2. 我们还可以选择不同于"心目影院"的具有更好教学意义的影片，并准备好相应的能让残疾人感受到不同层次意义的影片物件，这对于残疾人的功能性训练更有意义。

活动启发

活动价值探讨

理解"联觉"。什么是联觉呢？本来，一种感官刺激只能引起这种感官的感觉，现在，这种刺激同时还引起了另一种感官的感觉，这种现象叫联觉。简单来说，看到红色会觉得温暖，看到蓝色会觉得清凉，听到节奏明快的音乐会觉得灯光和音乐节奏一样在闪动，看到鲜花会觉得闻到了花香，这种现象就是联觉。对于视力残疾人而言，他们可能失去了"看见"美好的机会，但是还可以通过听觉和想象去体验美好，体验不同的情绪感受。

学会想象。想象是一种力量，它能够弥补我们未完成的心愿，可以让我们的心灵更完整。我们要允许想象发生，一个人如果失去了想象的能力，他可能会选择用现实的行为来满足自己，这其实是一件危险的事情，一些恶性案件往往就与此有关。心理学中有一项治疗技术叫"空椅子技术"，让来访者在一个空椅子旁，想象椅子上坐着我们想见的那个人，我们把想说的话说给"他"听。有的人表达了对已逝亲人的思念，有的人表达了对已结婚朋友的爱慕，有的人向自己伤害过的人道歉……通过想象，人们将心结渐渐打开。

活动案例反思

此次活动，我们请到了专业说影人为视力残疾人讲解一部经典的电影：《阿甘正传》。有网友调侃：阿甘一个人撑起了美国历史。这部电影讲了些什么呢？阿甘从小就是智障，他是如何一步步走向更广阔的天地的呢？视力残疾人在工作人员的带领下，一边听着电影，一边听着说影人的讲解。说影人绘声绘色地描述了电影里的画面，为大家生动讲述了影片充满戏剧性冲突的情节。视力残疾人以前没有接触过这种看电影的方式，他们都非常认真投入地听着，沉浸在影片的故事中，一起欢笑，一起流泪。通过这种有意义的观影方式，视力残疾人"看"完了这部经典的励志电影。电影结束后，大家还久久不愿散去。

011. 弃"暗"投"明"

一、活动目的

1. 让视力残疾人通过听觉走出障碍迷宫。

2. 让视力残疾人提升自信，拥抱"光明"。

二、时长要求

约30分钟。

三、场地要求

室内和室外。

四、人员准备

1. 一名工作人员把控活动流程。

2. 一名工作人员布置活动场地。

3. 一名工作人员提前准备材料。

五、道具准备

蓝牙音响，红色丝线，一些用作障碍物的物品。

六、程序设计

1. 工作人员带领视力残疾人站在起点，障碍物总共有三组，设置在室内。

2. 第一组，视力残疾人前面的路上会有一些障碍物。在行走的时候，每碰到一个障碍物，工作人员就读一段话并询问视力残疾人，在刚才的那段话中，一共听到了几次关键词，回答正确后就可以撤走障碍物继续前行，如果回答错误，则需要再次聆听，直至回答正确为止。

3. 第二组，视力残疾人将会听到一些有规律的音乐，并在听完之后推算下一个音乐节拍是什么，成功后就可以撤走障碍物。

4. 第三组，蓝牙音响同时播放不同的歌曲，有些蓝牙音响在道路左侧，有些蓝牙音响在右侧。障碍物放在音响的相对侧。让视力残疾人根据自己听到音乐的强度来探路，走音乐强度强的一侧。

5. 最后，视力残疾人成功走出障碍屋，走向室外。

6. 视力残疾人交流分享感受，工作人员进行总结归纳。

七、注意事项

1. 朗读故事要发音清晰，音乐节奏要明显。

2. 工作人员可以先进行体验，避免蓝牙音响的音乐声嘈杂，不容易辨别出道路。

3. 活动开始时应当在较为昏暗的室内进行，最后要将路线通往室外，即暗示视力残疾人的行进路线是由昏暗（室内）走向光明（室外）的。

活动启发

活动价值探讨

走出内心的阴霾。提升视力残疾人信心的方法，是让他们感觉到，虽然眼睛看不见，但心如明镜。给予他们一定的掌控感，让他们感到安全、自信，降低失控带来的挫败感。此次活动，视力残疾人用听力完成任务，最终成功扫除障碍。他们在环境由暗到明的变化中，切实体会到完成任务的自信，体会到依靠自己的听力一样可以走出阴霾，走向光明。

拥抱光明。光明，带给人们的是希望与激励。在阴雨连绵的季节，人们渴望出现灿烂的阳光。生活令人沉闷，出门晒晒太阳，也能让人重新燃起勇气。我们深知，黑暗是无法避免的，昼夜永远在交替，虽然无法逃离黑暗，但是我们也可以选择光明。对于残疾人而言，能够接纳自己的痛苦，自强自立，就已经有足够的力量来选择更好的生活。

活动案例反思

一开始，老师说要带领大家在屋子里通过不同的关卡，绕过障碍物，最终走到户外去。大家纷纷表示有难度，担心完成不了。老师温和地讲解活动流程，鼓励大家积极尝试："我明白，大家可能一听就觉得很难，但我们可以先尝试，之后也许会有不同的想法。"第一关，大家对"关键词"都保持着敏感度，基本上都能顺利通过。到了第二关，有的人因为不理解题目的意思，没能正确猜到音乐的旋律。工作人员及时讲解，帮助大家渡过难关。第三关，大家需要依靠声音辨别位置。"这不就是我们平常在做的事嘛，这个简单。"大家找到了自信，轻轻松松地走出了障碍通道。活动最后，老师请大家分享自己的体验。有人说："我听力确实还不错，顺利完成了活动。听到大家的鼓励，我感觉挺开心。"有的人说："一开始在屋子里活动，想起了平常在家的时候，摸摸索索，有时候不愿意出门。刚才从屋子里推门出去的时候，面前一下子亮了起来，瞬间有种很好的感觉，说不上来，还想再来一次。"

模块 2-2：听力和言语残疾

012. 眉飞色舞

一、活动目的

1. 让听力和言语残疾人根据表情传达出情绪指令。

2. 让听力和言语残疾人理解，表达情绪的方式不止一种。

二、时长要求

约 30 分钟。

三、场地要求

室内团体心理辅导室。

四、人员准备

1. 一名工作人员把控活动流程。

2. 一名工作人员提前准备材料。

3. 一名工作人员协调手语老师的工作。

五、道具准备

各种情绪词语卡牌和成语卡牌，小礼品。

六、程序设计

1. 工作人员将听力和言语残疾人分组，每组 5 人。

2. 5 人坐在凳子上，第一名组员面向工作人员，其余组员背对工作人员。

3. 工作人员展示情绪卡牌，总共十个词语，包括五个情绪词语、五个情绪成语。

4. 第一名组员在看到情绪卡牌上的词语后，转过身给下一个组员表演词语传达的情绪，最后一名组员向工作人员做一遍动作，并向工作人员示意自己所理解的情绪词语是什么。

5. 对各组成员的回答正确数进行统计，评选出前三名，颁发小礼品。

6. 工作人员归纳总结，手语老师进行翻译。

七、注意事项

1. 因为主题是"眉飞色舞",所以禁止使用肢体表演,只允许使用面部表情。

2. 情绪词语卡牌的难度应适中,情绪词语和情绪成语的意义最好不要重复。

活动启发

活动价值探讨

试着摘下面具吧。随着年龄的增长,越来越多的人学会了"喜怒不形于色",心里再不满,也忍着、憋着;明明很开心,却端着、搁着;心里明明很期待,也要把脸抹平了,假装自己不在乎。其实,人有时就是如此,心里越在乎,越要假装自己不在乎,仿佛我们内心的想法与需要是天大的错事一样。一般而言,越是忍耐,可能越容易出现一些心理问题。我们应当明白,自己内心的需要不是错事,不是不可饶恕的。

试着接纳自己的情绪。我们都希望自己变得越来越好,但更多时候会关注自己的不足和错误,甚至将糟糕的情绪和事情本身联系起来。例如,我们在经历恐惧、紧张、不安时,会因为恐惧而恐惧,因为紧张而紧张,甚至不由自主抵抗自己的负面情绪,认为有负面情绪是自己能力不够。事实证明,拒绝坏情绪,只会使坏情绪的力量更强,最终将我们吞噬,让我们被情绪控制。学会正视自己的想法,接纳自己的想法,表达自己的想法,其实是释放情绪,无关事情本身。

活动案例反思

活动中,心理老师将残疾人分成两人一组,一个表演者,一个猜词者。表演者会抽取一张情绪卡片,然后通过面部表情给猜词者表演,不得使用肢体表演和语言描述。一位残疾人抽到了"悲伤",随后她表演出在哭泣的样子,猜词者第一个想到的词语是"哭泣",但与答案不符。随着表演者的演技不断提升,猜词者最后说出了正确的答案。开心、生气和郁闷等表情在表演者的脸上活灵活现,猜词者很快就猜出了答案。接下来,心理老师加大了难度,将情绪词语改成情绪成语,这下难倒了大部分的残疾人。在心理老师的提示下,经过几轮猜测后,最终,残疾人都猜出了这些情绪词语。

013. 送货到家

一、活动目的

1. 让听力和言语残疾人将手中的物品送到终点。

2. 让听力和言语残疾人借助其他方式交流信息，通过障碍。

二、时长要求

约 30 分钟。

三、场地要求

室外。

四、人员准备

1. 一名工作人员把控活动流程。

2. 一名工作人员提前准备材料。

3. 一名工作人员安排活动场地。

4. 一名工作人员协调手语老师的工作。

五、道具准备

简易货物架，不同编号的"货物"（物品），纸张，铅笔，橡皮，带轮子的小滑板，粉笔，麻绳，塑料袋等。

六、程序设计

1. 将残疾人分组，每组 3 个人，1 号和 2 号之间隔 6 米，2 号和 3 号之间隔 10 米。

2. 活动开始后，工作人员将货物和地点信息告诉 1 号残疾人，1 号残疾人只能隔着 6 米远的距离向 2 号残疾人传递信息，可以用他能想到的任何形式，可以借助他能用到的任何工具。

3. 2 号残疾人接收到信息之后，必须隔着 10 米的距离，将货物和地图传递给 3 号残疾人，可以用他能想到的任何形式，可以借助他能用到的任何工具。

4. 3 号残疾人跨越地面上用粉笔画出的"不能触碰的红外线"障碍，到达目的地。

5. 活动中设置 NPC 工作人员，残疾人可向 NPC 工作人员求助。

6. 工作人员总结归纳，询问大家的感受，邀请手语老师翻译。

七、注意事项

1. 在活动过程中注意安全，防止意外伤害。
2. 活动场地要尽可能大，让残疾人有足够的活动空间。

活动启发

活动价值探讨

爱在不言中。虽然有口不能言，有耳不能听，但不是所有的关爱都需要用言语去表达，残疾人在无声的世界中，依旧可以表达与交流自己的情感。我们需要理解，当他们听不到或者说不了的时候，沟通渠道受到阻隔，他们只能换不同的方式来与世界产生联系。面对他们，我们只能再耐心一些，多关心一些，让他们体会到，虽然世界静默，但依旧温暖。

换一种方式解决问题。如果眼前有一条大河，我们要去对岸，是不是只能绕路？大家一定会说，我们可以造船过去，可以搭桥过去。人类拥有智慧，不应被困难吓倒，可以想尽办法解决困难。此次活动的重点，就是给听力和言语残疾人更大的自由，让他们打破思维定式，思考出更好的解决办法，完成任务，重拾信心。

活动案例反思

此次活动，老师先提前告知每个参与者：大家可以想尽一切方法来解决问题。在明确了规则之后，残疾人带着沉思的表情开始了活动，他们将体验到无法正常沟通信息的困难，也将感受到自己成功解决困难的自信。第一关，不同组的1号残疾人选用了不同的交流方式。有的人用手语交流；有的人将信息写在纸上，折成纸飞机扔给2号残疾人；还有的人直接拿起手机给2号残疾人发了消息。大家用了各种巧妙的方式，获得了老师和工作人员的夸赞。在第二关中，有的人用滑板车将货物和地图运送给3号残疾人；有的人将物品装进塑料袋，绑在绳子上传递，成功完成任务；还有的人直接把物品和地图装在塑料袋里扔出去，不料力气不够，塑料袋掉在了两人之间的地上，被3号残疾人用棍子拨了过去，也算是化险为夷。最讨巧的一种方法是小云想出来的：她把请求帮助的话写在纸上，递给NPC工作人员，NPC工作人员帮助她完成了传递。大家看到后都惊讶得面面相觑，用表情传达："还可以这样！"

014.　一封家书

一、活动目的

1. 让听力和言语残疾人用彩色纸做出自己的一封家书。

2. 让听力和言语残疾人通过其他的非言语方式向家人送去祝福。

二、时长要求

约 30 分钟。

三、场地要求

室内。

四、人员准备

1. 一名工作人员把控活动流程。

2. 一名工作人员提前准备材料。

3. 一名工作人员协调手语老师的工作。

五、道具准备

卡纸若干，彩色皱纹纸若干，胶水，信封。

六、程序设计

1. 工作人员给所有人发彩色皱纹纸和胶水，指导大家按照自己的想法将彩色皱纹纸撕成想要的形状。

2. 把这些撕开的彩色皱纹纸用胶水粘起来，组成"幸福的家"图案，最后将图案贴在卡纸上。

3. 所有人将制作好的"家书"放进信封里，送给自己的家人。

4. 残疾人分享感受，邀请手语老师翻译。

5. 工作人员对活动进行总结。

七、注意事项

1. 注意彩色皱纹纸不要撕得太小，否则在制作图案时可能不太方便。

2. 一定要注意引导残疾人，让他们认识到非言语沟通也能发挥重要的作用。

活动启发

活动价值探讨

一封家书。家书一般是向家庭成员报平安用的。古时候，人们通信不便，家书是联系家人的重要渠道。"烽火连三月，家书抵万金。"这是杜甫《春望》中的著名诗句。"从前的日色变得慢，车，马，邮件都慢……"木心的话引发了人们对慢生活的思考。从前，我们将自己的想法和感情寄托在手写的文字里，"字如其人""见字如面"，看见对方亲手写的文字，我们感觉那人就在身边。现在，新媒体时代，大家都用起了手机、电脑，印刷体文字冷冰冰的，缺少了手写文字带来的亲切感。有空的话，还是亲手给家人和朋友写封祝福信吧。

一份浓情。其实不只是写信，我们自己做的小物件，自己装饰的小屋子，也都倾注了我们的情感。手工礼品仍然流行，就足以说明这个问题。许多东西太过平常，就像生活中的一杯白开水，无色无味。但是，我们都知道，没有什么能够替代这一杯白开水。强调"慢生活"，其实是告诉大家，在这个"情感隔离"的时代，大家不要忘记，将自己想说的话、想表达的情感，通过一种有分量的方式传递到对方心里，让对方感受到真心诚意。

活动案例反思

活动一开始，心理老师给所有残疾人分发了彩色皱纹纸、彩色卡纸、固体胶、铅笔和信封，随后为残疾人演示了如何将皱纹纸撕成线条状和圆饼状，然后用固体胶粘贴在卡纸上。在明白了基本操作后，残疾人开始用铅笔在卡纸上勾勒"幸福的家"图案，选取自己喜欢的彩色皱纹纸，撕成线条状和圆饼状，粘贴在图案的轮廓上，制作成一封美丽的家书。在心理老师和工作人员的帮助下，一个个美丽的"家"呈现在卡纸上，有漂亮的屋顶和窗户，还有结满了苹果的苹果树，一派幸福美满的景象。最后，残疾人对自己的作品都十分满意，将制作好的家书装进信封，送给自己的家人。

模块 2－3：肢体残疾

015. 保护线人

一、活动目的

1. 让肢体残疾人在七嘴八舌中寻找想要的线索，最终找到自己的线人。

2. 让肢体残疾人通过听力等其他形式完成指定任务。

二、时长要求

约 30 分钟。

三、场地要求

室内团体心理辅导室。

四、人员准备

1. 一名工作人员把控活动流程。

2. 一名工作人员提前准备材料。

五、道具准备

词语卡牌，计时器。

六、程序设计

1. 将残疾人分成两组，一组为干扰组，一组为答题组。干扰组抽签选出一名线人，只有工作人员和指导老师知道线人是谁。答题组的成员全部答题完毕之后，与干扰组成员互换身份。

2. 工作人员给答题组出题，答题组派人答题。工作人员给出干扰组"干扰词语或句子"，只有线人说的是与问题相关的答案。答题者向干扰组抛出问题，干扰组的每个人大声地不停重复自己拿到的"答案"。线人要用表情给出暗示，并不停大声重复答案，直到答题者发现自己。

3. 答题组需正确回答 60% 的题目，并成功找到线人。例如，答题组有 10 人，一人回答一道题，回答正确 6 道题才算获胜。工作人员在答题组全部回答完毕之后揭晓得分情况。

4. 若答题组未能回答正确 60% 题目，线人和答题组成员一起接受惩罚，干扰组其他人获得奖励。

5. 干扰组和答题组互换身份，继续作答。

6. 残疾人交流分享感受。

7. 工作人员总结归纳。

七、注意事项

1. 注意控制干扰者的音量，不要让他们喊的声音太大，以免损害嗓子或者其他人的听力。

2. 可以准备一些胖大海茶、润喉糖等。

活动启发

活动价值探讨

学会抓关键点。被一群中气十足的大爷大妈围住是什么感觉呢？大家去旅游的时候也许"有幸"体验过，他们即使隔着人山人海，也能旁若无人地交流，说话的声音自带震感。这种"七嘴八舌"的音效攻击，有时候简直令人头晕眼花，忘了身在何处、今夕何夕。那么，如果是在学习和工作中，要在无数烦冗复杂的信息里，找到自己所需要的信息，该怎么办呢？这时，我们应该学会抓取关键词，保持清醒的头脑，将注意力放在关键点上，这样才不至于被无关信息干扰。

不要忘记前进方向。此次活动是对情商和智商的双重考验，残疾人通过提问，缩小答案范围，进一步明确方向，完成指定任务。明确方向，缩小范围，是锻炼思维能力的一种有效手段。我们如果没有生活的目标和方向，就如同置身茫茫大海，不知前进的意义。繁忙的生活中，不妨停下脚步，思考一下人生。不要因为跑得太快，而忘记我们为什么奔跑。

活动案例反思

活动开始，第一个答题的是小冉，她抽到的问题是"明天中午吃什么饭"。干扰组的小罗为线人，他应该喊"鱼香肉丝饭"。其他人拿到的是与问题无关的词语，如"桌子与板凳""电脑和鼠标""企鹅找朋友"等，小冉要在干扰组七嘴八舌的声波攻击中准确找到线人和答案。她皱着眉头使劲分辨，奈何其他人嗓门实在太大了，她听了好几遍，好不容易听到“鱼香肉丝”几个字，却没看清是谁说的，线人开始疯狂眨眼睛暗示，最终小冉找到答案和线人，成功完成任务。大家都玩嗨了，有的干扰者无师自通，假装自己是线人，故意做鬼脸，很快被答题组识破，大家都被他的鬼脸逗笑了。“今天的活动比较有趣，就是有点吵。”“我们组每个人都很厉害，全部答对了，很有成就感。”“今天的活动，不仅考验耳力，要看得懂别人的表情暗示，还要分辨出谁是真的线人，谁是假冒的，我感觉我们太厉害了，掌握了新技能。”

016.“野鸭”与“猎人”

一、活动目的

1. 肢体残疾人在安全圈内完成游戏任务，并躲避圈外“猎人”的“射击”。

2. 通过这场游戏，帮助肢体残疾人释放压力，愉悦心情。

二、时长要求

约30分钟。

三、场地要求

室外。

四、人员准备

1. 一名工作人员把控活动流程。

2. 一名工作人员提前准备活动材料。

五、道具准备

小皮球，计时器。

六、程序设计

1. 工作人员带领所有残疾人围成一个大圆圈，在每个人脚前画一个圆。

2. 残疾人进行“1、2、3”报数，报“1”“3”的人走进圈外做“猎人”，报“2”的人站在圈内做“野鸭”。

3. "猎人"们需要用小皮球射中"野鸭"。

4. "野鸭"需要在躲避射击的同时，完成指定的肢体动作，比如两人一起比一个爱心等。

5. 如果被"猎人"击中，"野鸭"就会被淘汰。在几轮活动后，坚持到最后的"野鸭"即为胜利。

6. 每人都有机会充当一次"野鸭"或者"猎人"。

7. 残疾人交流分享感受。

8. 工作人员总结归纳。

七、注意事项

1. 控制圈内圈外的人数，圈内的活动场地要大，不然很容易被"猎人"射中。

2. 指定的肢体动作有一人完成的，也有两人、三人的，工作人员根据圈内人数提出不同的任务要求。

活动启发

活动价值探讨

提升反应能力。"野鸭"与"猎人"的游戏，其实脱胎于经典的"扔沙包"游戏。小孩子们反应灵敏，非常喜爱这类游戏。"扔沙包"游戏是这样的：孩子们分成两组，一组扮"猎人"，负责向"野鸭"投掷沙包，一组扮"野鸭"，跑动躲避，"猎人"隔一段距离面对面站着，中间是"瑟瑟发抖"（其实很激动）的"野鸭"们。"猎人"们扔沙包，找机会砸中"野鸭"。"野鸭"们在一定范围内拼命前后左右跑动，躲避飞来的危险。这是一场眼力与反应力的较量，跑得慢的可能被沙包砸到，反应快的不仅能躲，还能稳稳抓住飞来的沙包，为自己赢得喘息的机会。我们说，天下武功，唯快不破。大家在游戏中可以领悟这个真谛。

学会躲避危险。游戏归游戏，学会判断风险，躲避风险，是我们必备的一项技能。如果不能学会躲避风险，可能给自己的人生带来很大的遗憾。我们见过这类新闻：女子低头看手机没看路，被车撞飞；男子骑电动车闯红灯，丢了性命；小孩模仿制作网红爆米花引发爆炸……这些案例在令人唏嘘的同时也提醒我们，不要拿自己的生命安全开玩笑。

活动案例反思

　　在此活动中，残疾人用到的物品是海洋球，海洋球在海边玩耍时随处可见，但是运用海洋球击中移动的目标却不是一件容易的事。活动开始后，全部人员分为"野鸭"（目标）与"猎人"，"野鸭"需要在不停躲避的同时，完成指定的肢体动作，"猎人"则要用海洋球击中"野鸭"，最终留下的"野鸭"获胜。游戏过程中，"野鸭"闪躲时还要做指定动作，这有一定难度，不过，有的残疾人说这样"很刺激、很快乐、很放松"。在交流和分享的过程中，一阵阵爽朗的笑声此起彼伏，残疾人在游戏中逐渐放松身心，释放了压力。

017. 圣诞树

一、活动目的

1. 让肢体残疾人写下自己的烦恼，在一定程度上宣泄负面情绪。

2. 将负面情绪形象化，并给负面情绪"化妆"，进行美化。

二、时长要求

约 30 分钟。

三、场地要求

室内团体心理辅导。

四、人员准备

1. 一名工作人员把控活动流程。

2. 一名工作人员提前准备材料。

五、道具准备

彩色卡纸，剪刀，双面胶，装饰物。

六、程序设计

1. 工作人员分发材料，每人分发一些彩色卡纸、一把剪刀、一些装饰物、双面胶等。

2. 带领肢体残疾人用卡纸制作一棵圣诞树，并让大家想一想自己最近有哪些苦恼的事情。

3. 用剪刀剪出一些圆形卡片，让肢体残疾人在卡片上写下最近的心烦事，在最大的圆形卡片上写下令自己最苦恼的事情，然后将这些卡片粘贴在圣诞树上。

4. 要求肢体残疾人把最大的烦恼摘下，询问大家是否有其他办法帮助它"改头换面"。大家可以通过裁剪、粘贴等方法将自己的烦恼美化。

5. 工作人员引出主题：换个角度看待自己的烦恼，对烦恼进行美化加工，就会让人生这棵"圣诞树"变得多姿多彩。

6. 肢体残疾人进行交流分享。

7. 工作人员归纳总结。

七、注意事项

1. 一些烦恼很难真正得到"美化"，大家从团体辅导中得到的体验是学会转换思路，换个角度看待烦恼。

2. 以形象化的方式让烦恼更加直观具体、可感可知，采取的方式会影响活动效果。

活动启发

活动价值探讨

学会美化"烦恼"。夏天的时候，最恼人的应该是嗡嗡飞的蚊子了吧，如果一不小心在墙面上拍死一只刚"吃饱"的蚊子，是一种什么样的景象？有的人可能已经发出了厌恶的声音，是啊，雪白的墙壁就这么毁了。那么，如何让墙壁上的蚊子血不再令人纠结？大家可以开动脑筋，想想如何修好墙壁。也许可以买点白色的颜料涂上去，会画画的同学还可以拿出画笔创作一番，让蚊子血成为漂亮的装饰。还有的人想："既然稻草人可以用来驱赶小鸟，那就让这一块蚊子血留在墙上吧，证明曾经有一只蚊子被我拍死在这里，顺便也让其他蚊子见识见识。"其实，这就是在美化烦恼。生活中不免遇到各种各样的烦恼，尝试着培养自己有趣的灵魂，渐渐地，烦恼似乎也变少了。

记下感恩与烦恼。心理学家提出一些积极的方法帮助我们培养积极心理，缓解负面情绪。可以把它们记下来，比如记日记；也可以用别的形式，例如写感恩日记，每天记录3—5点"小感恩"，不论是自己感谢别人的，还是别人感谢自己的；还可以写烦恼日记，每天记录几个小烦恼，注意要试着把自己的情绪也写下来。尝试一段时间，你可能会有新发现。

活动案例反思

活动开始后，老师先带领大家一起制作"烦恼小卡片"。有的人认认真真地写下了自己的烦恼："感觉最近很容易困"，"有时候儿子媳妇会吵架"，"最近经常不小心弄坏家里的东西"……接着，老师带领大家一起把烦恼卡纸和小装饰贴在圣诞树上。大家纷纷选择了自己喜欢的小挂件，有的人挂上蝴蝶结，有的人挂上小动物，还有的人贴上了五角星。在装饰的过程中，大家好像很快就将烦恼忘记了。装饰完成后，老师请大家一起参观圣诞树。"大家还记得自己刚才写下的烦恼吗?"老师带领大家，一起读一读自己的烦恼，并通过引导，让他们说出了自己的烦恼带来的负面情绪。最后，大家一起装饰美化烦恼卡片，把它们重新挂在圣诞树上。在分享环节，赵阿姨说道："其实我知道，两口子吵架很正常，我只是心疼儿子，但想一想儿媳妇其实也没错，不管了，让他们自己吵去吧。""老李，春困秋乏，困也正常啊。"有人打趣李大爷。李大爷说："嗨，有时候很困，就感觉耽误事，感觉自己老了身体不行了，现在一想，都是瞎想，困就睡呗!""这就对了!"伴随着大家的聊天，烦恼渐渐飞走了。

模块 2-4：智力残疾

018. 树叶的影子

一、活动目的

1. 让智力残疾人理解每个人都是独一无二的。

2. 让智力残疾人不再自卑。

二、时长要求

约 60 分钟。

三、场地要求

室内和室外。

四、人员准备

1. 一名工作人员把控活动流程。

2. 一名工作人员提前准备材料。

五、道具准备

彩色卡纸，剪刀，双面胶，装饰物。

六、程序设计

1. 陪同智力残疾人一起来到户外，从相同的树上摘下一片树叶。

2. 回到团体辅导室之后，请每位残疾人仔细观察拿到手的那片叶子，用眼睛为它们照个相。让大家根据自己的观察，准确地描绘自己的那片叶子。比如，它的大小、颜色、柄的长短、叶脉的走向，以及有无虫蚀的缺口和被风撕裂的痕迹等等，在纸上留下它的轮廓。

3. 在教室的中央摆一张桌子，请大家把自己的那片叶子放在桌子上，再将所有的叶子归拢到一处。

4. 请每位智力残疾人轮流到桌子旁边，找到自己的那片叶子。如果实在找不着，就拿出树叶档案，参考自己画的叶子轮廓来按图索骥。

5. 工作人员总结归纳。

七、注意事项

1. 智力残疾人在寻找树叶时，可能会出现一定的失误，例如找不到自己的叶子，或者两个智力残疾人找到同一片树叶，工作人员要注意引导。

2. 引导智力残疾人理解每片树叶都是不一样的，让他们感受自身的价值。

活动启发

活动价值探讨

世界上只有一个我。有这样一句谚语："世界上没有两片完全一样的树叶。"看看我们手掌的指纹，即使是同卵双胞胎，他们的指纹也不是一模一样的。我们每个人都是独一无二的，无法被他人取代。智力残疾人虽然在智力能力和发展水平上落后于同龄人，有的可能还落后很多，但是他们中的大多数人依然有自己的情绪和情感，能够感受到周围环境的友好和他人的善意，他们也有爱自己和爱别人的能力。他们可能因为遭遇过歧视、抛弃等，会更加自卑、胆怯。让他们学会发现自身的价值，寻找自己的独特之处，对提升他们的自信心有很大帮助。

"我就是我，是颜色不一样的烟火。"张国荣的一首歌，让人们呼喊出自己内心的声音，"我就是我，颜色不同又如何？"许多人喜欢追求个性与独特，他们用自己奇妙的构思、新奇的创意，为世界增添了更多的色彩。尝试积极乐观地审视一下自己吧，看看自己有多少独特之处！

活动案例反思

摄影机高级吗？它能将我们喜爱的风景记录下来。但是，再高级的摄影机镜头，也比不上人类的眼睛。心理老师让大家认识到自己眼睛的敏锐，并鼓励大家给手中的树叶照张相，通过观察，准确记住手中树叶的模样。活动过程中，为了避免残疾人将叶子认错，老师会给残疾人手中的叶子拍照，为之后的寻找留下依据。随后，老师将大家的叶子归拢到一起，残疾人将叶子与脑海中的树叶"档案"进行比对，成功地将自己的树叶寻回。"树叶能被我们找到，是因为每一片树叶都有其独特之处。我们自己也有独特之处，每个人都与其他人不一样，谁也代替不了自己。"老师的总结，让大家都露出了笑脸。阳光从树叶的缝隙里投下斑驳的光影，跳跃着谱成了一首秋天的乐曲。一花一世界，万物都有自己的性情和独立品格，我们应以平等的眼光去看待它们。

019. 今天不打烊

一、活动目的

1. 让智力残疾人有机会跟大家多交流。

2. 培养智力残疾人的社交能力。

二、时长要求

约 60 分钟。

三、场地要求

室内团体心理辅导室。

四、人员准备

1. 一名工作人员把控活动流程。

2. 一名工作人员提前准备材料。

五、道具准备

白纸，笔，其他相应物品。

六、程序设计

1. 每名智力残疾人会抽到带有序号的物品卡片。

2. 按照抽到的卡片提示，有一名智力残疾人会成为便利店的店长，售卖店里的东西。售卖过程中，要介绍自己的物品，包括物品的功能和价格等。

3. 其他智力残疾人扮演顾客，询问店长自己想要的物品，具体问题是物品有哪些功能、多少钱，并进行砍价。

4. 智力残疾人交流买卖过程，分享让自己印象深刻的事情。

5. 工作人员进行总结归纳。

七、注意事项

1. 在买卖过程中，有些智力残疾人可能反应比较迟钝，要给他们足够的时间，锻炼每个人的临场应变能力和反应能力。

2. 允许残疾人自由发挥。志愿者可适时给予反应慢的残疾人一些提示或帮助。

活动启发

活动价值探讨

交换价值。购买与卖出，最早是以物换物的形式。人们通过制定规则，对物品的价值进行评估，等价的物品可以相互交换、流通。后来发展为利用货币如海贝等进行交易。随着科技的发展，现在人们只需要一个手机就可以实现支付功能。我们发现，世界变化如此之快，一不小心就可能被时代的列车抛到后面。

小店之妙。不要小看一家小商店，开商店能接触到形形色色的人。商人，有的走南闯北，有的经营一家商铺，有的负责跟各类客人打交道。无论做什么买卖，商人都要面对各式各样的人。他们反应灵敏，很会察言观色，什么样的顾客都见过，什么样的奇闻都听过。此次活动设立一个小店，给智力残疾人营造交易的环境，让他们通过游戏和模仿，锻炼判断能力、反应能力和沟通能力。

活动案例反思

智力残疾人很少自己出门去买东西，这个活动让他们倍感好奇。老师讲解完规则之后，大家都表示听明白了，想要试一试。小草抽到的是店长，随后大家陆续抽到了自己的序号。一开始，在大家的注视下，小草还有点紧张。第一位顾客到了，问："老板，请问有没有遥控器电池？"小草愣了一下，拿起桌上的遥控器："你说的是这个吗?"经过一番交流，顾客买了两节5号电池。老师向小草竖起大拇指，她轻轻笑了。大家越来越熟练，买卖的东西也越来越多，有人要买桌布，有人想买花瓶，还有人要买电视机。有的人还讨价还价，其他人都看得直笑。活动结束时，大家都感觉受到了鼓励："以后我在家也可以自己去买东西了。"

020. 爱的漂流瓶

一、活动目的

1. 让智力残疾人体会到爱别人和爱自己。

2. 让智力残疾人学会珍惜自己，勇敢表达爱。

二、时长要求

约 30 分钟。

三、场地要求

室外。

四、人员准备

1. 一名工作人员把控活动流程。

2. 一名工作人员提前准备材料。

五、道具准备

彩色卡纸，剪刀，双面胶，装饰物，玻璃瓶，彩笔。

六、程序设计

1. 工作人员分发材料，每人几张彩色卡纸，几支彩笔，一把剪刀，一个小玻璃瓶和一段线绳。

2. 工作人员带领智力残疾人用卡纸做成风车，并在卡纸旁边画一些自己喜欢的图画。

3. 让大家在卡纸上写一段夸赞自己左手边朋友的话，并在纸上同时写一句夸赞自己的话。

4. 将自己制作的风车和卡纸折叠好，放在一起交给工作人员。

5. 工作人员当众依次朗读大家的卡纸，并将小玻璃瓶交给这段话的作者，让他把自己的卡纸塞进小瓶子里。

6. 将大家的风车用针线串连起来，悬挂在心理辅导室里，让大家在风车下挂上自己的"漂流瓶"。

7. 智力残疾人分享感受，工作人员进行归纳总结。

七、注意事项

1. 漂流瓶不应过重，尽量选轻巧易悬挂的。

2. 使用剪刀时注意保护残疾人的安全。

活动启发

活动价值探讨

学点积极心理学。二战之后，心理学的研究主要集中在创伤疗愈和精神治疗方面，似乎使人们逐渐忘记去寻找内心积极的能量。后来，心理学家重新开始重视对人类潜能和积极力量的研究，引领了新的思潮。现在，学会重新关注人们内心积极的一面，是我们追求幸福的一种方式。

赞美是力量的源泉。谁不渴望得到认可呢？很多时候我们的快乐都是源于他人的认可，而比认可更能表达爱的方式就是赞美。获得认可和赞美可以使我们感受到社会支持，增强自我价值感，提升自尊，变得更自信。在学会赞美别人的同时，我们也要学会赞美自己。发现自己的与众不同之处，并且大声讲出来，时常表扬自己，时刻让自己的内心充满自信和干劲。

活动案例反思

活动一开始，心理老师将材料发给残疾人，包括彩色卡纸、剪刀、双面胶、彩笔和漂流瓶等。随后，心理老师给大家演示了如何运用卡纸制作风车，等残疾人都明白如何制作后，就让他们选择自己喜欢的卡纸，用剪刀剪出造型，再用双面胶固定，一个个漂亮的风车就完成了。紧接着，残疾人在风车上画上自己喜爱的图案。风车制作完成后，残疾人在卡纸上写一段夸赞自己左手边残疾人的话，同时写一句夸赞自己的话。随后，心理老师朗读大家在卡纸上写下的话。大家听了之后都忍不住笑了。简单的制作风车活动，也能让大家专注起来，感受快乐。最后，残疾人亲手将卡纸塞进属于自己的漂流瓶中，心理老师将残疾人制作的风车用针线串接起来，然后将一个个漂流瓶挂在风车旁边，漂流瓶满载着大家简单的快乐，在心理辅导室内轻轻摇荡。

残疾人精神康复训练

　　博观而约取，厚积而薄发。不论是外在技能的学习，还是心智能力的提升，都离不开日复一日的练习。本篇的活动，实用性强、富有创意，让练习不再枯燥无趣。在社会功能板块，残疾人将体验精美的刺绣、多彩的扎染、创意的剪纸以及采茶制茶等手工艺活动，不仅能逐步掌握相应的技能，还能提升内在心理功能的转化，让心态更阳光。在心理功能板块，残疾人将感知注意力由分散到集中、反应能力由迟滞到灵活的转变，跨越记忆之门的种种关卡，在情绪的海洋中遨游，通过感受与表达，学会理解自己和他人，最终在人际互动的有效氛围与模拟练习中，学会与人相处，体会身心适应能力的整体提升。

第三部分　社会功能恢复

生活技能

职业技能

学习技能

社会实践

模块 3 - 1：生活技能——衣

021. 叠叠乐

一、活动目的

1. 让精神残疾人学会折叠衣物。

2. 通过游戏，培养精神残疾人的条理性。

二、时长要求

约 30 分钟。

三、场地要求

室内团体心理辅导室。

四、人员准备

1. 一名工作人员主持游戏。

2. 一名工作人员向大家演示如何用更简便的方法叠衣服。

3. 一名工作人员计时和唱票。

4. 多名工作人员给大家提供一对一的帮助。

五、道具准备

不同类型的衣服（比如短袖、长裤等），计时器，小纸条，笔，不透明箱盒。

六、程序设计

1. 工作人员首先询问精神残疾人，有哪些人在家会叠衣服，会叠衣服的精神残疾人轮流上台表演，工作人员将叠得又快又好的精神残疾人名单记录在册。

2. 工作人员进行快速叠衣展示，并带领精神残疾人学会快捷简便叠衣的方法。也可以邀请在第一个环节表现优异的精神残疾人来进行展示和教学。

3. 在所有精神残疾人基本都学会的时候，进行"叠衣大比拼"，要求精神残疾人在 3 分钟的时间里，将自己手头上不同类型的衣物叠得又快又好。

4. 大家一起观看叠好的衣物，并将心目中的前三名写在纸条上并投到纸盒中。

5. 工作人员唱票，评选出前三名并予以奖励。邀请每一位精神残疾人谈一谈自己今天学到了哪一种叠衣方法，有什么感想。

6. 工作人员进行总结归纳。

七、注意事项

1. 节奏无须太快，不能让精神残疾人的压力过大。

2. 在不影响比赛结果的前提下，可以提供一定的指导和帮助。

3. 要尽量顾及每一个人的心理感受，让大家在愉快的氛围里进行比赛。

活动启发

活动价值探讨

"整合"的治愈力量。对于精神残疾人来说，精神受损如何得到缓解，内心创伤如何能被治愈，是我们应当思考的关键点。衣食住行，人靠衣装。衣服不仅具有保暖功能，更具有保护个人隐私、显示个人边界的意义。叠衣服是一个将杂乱无章的衣服逐渐整理好的过程。想象一下，当我们的家被杂乱无章的衣服堆满的时候，是一种什么感觉？为什么我们在整理完衣柜的时候，心里会有一种通透的感觉？因为整理的过程，本身就具有治愈的力量。要知道，人的认知具有整体性，人的心灵是追求整洁之美的。

社会功能恢复的必要性。叠衣服看似是生活中的一件小事，但并不是每个人都能做好。即使是健全人，也有心灵手巧和笨手笨脚的人。有的人能将衣服叠出灵动的花样，有的人简单叠好也需要学很长时间。对于精神残疾人来说，更需要习得一定的生活技能，使他们的注意力更多地投注到真实的生活中，帮助他们体验当下，活在当下。

活动案例反思

　　小王是自闭症患者，但他有学习技能的天赋。在叠衣服的过程中，他学得又快又好，模仿能力也非常强。小王不喜欢主动与人说话，但当得到主持老师和工作人员的夸奖时，他的开心还是能从微微翘起的嘴角看出来。其他精神残疾人在叠衣服过程中，有的人学得比较慢，有的人观察能力相对较弱，一些叠衣服的细节没能观察到。还有的人以前就会叠衣服，工作人员鼓励他与其他人分享自己的经验。在工作人员的帮助下，大家在轻松愉悦的氛围中，完成了此次康复活动。

022. 旧衣新花样

一、活动目的

1. 学习旧衣改造的方法。

2. 让精神残疾人在游戏中体验改造旧物的乐趣。

二、时长要求

约 30 分钟。

三、场地要求

室内团体心理辅导室。

四、人员准备

1. 一名工作人员主持游戏活动。

2. 一名工作人员提前学习一个旧衣改造的案例，用于示范教学。

3. 多名工作人员给精神残疾人提供一对一的帮助。

五、道具准备

旧衣改造的相关视频，旧衣改造样品图，破旧衣物，剪刀，纽扣，针线，皱纹纸，双面胶，棉絮，其他制作材料。

六、程序设计

1. 工作人员首先让大家了解废物利用的优点，引入活动主题，并分发制作材料。

2. 工作人员播放旧物改造的视频，让精神残疾人初步了解旧物改造。

3. 工作人员展示旧衣改造方法，精神残疾人可以学习工作人员的旧衣改造方法，也可以根据样品图进行加工创造。

4. 分发相关样品图和相关材料，给精神残疾人 15—20 分钟的时间动手制作。

5. 要求每位精神残疾人给自己的作品取一个名字，上台展示作品，并说明这个新物品是用什么旧衣物改造而成的。

6. 其他精神残疾人交流分享感受。

7. 一名工作人员进行归纳总结，并重申废物利用的主题。

七、注意事项

1. 精神残疾人的作品无须完全与样品图一致，有修改亦可。

2. 控制好时间，有些精神残疾人速度可能会比较快，而有些比较慢。对于那些速度比较快的，可以让他们多尝试几种旧衣改造的方法。

活动启发

活动价值探讨

以新换旧的创造意义。心理学家荣格认为，潜意识中蕴含着无限的创造力与智慧，艺术的创造能在一定程度上沟通潜意识，将这些智慧真正利用起来。不论改造什么，要用新的想法对旧的内容进行点缀加工，都需要大家具备一定的思维能力和创造性，比如联想能力、想象能力。并不是说精神残疾人就没有创造性，有时候恰恰相反，他们的精神世界可能具有更丰富的意象。帮助他们将这些意象自由自在地表达出来，还能结合我们"衣食住行"中"衣"的主题，"旧衣改造"显然是一个不错的方式。

废物利用的环保理念。废物利用，循环利用，是一种环保的理念。让精神残疾人树立这样的理念，让他们受到环保理念的感染，也是帮助他们更加热爱生活的一种方式。这种方式既能促进他们发挥创造性，又具有现实价值。

活动案例反思

　　裁剪旧衣服，听着剪刀"咔嚓咔嚓"响，看着完整的旧衣服渐渐被剪成所需的碎片材料，大家都很开心，有的精神残疾人小声笑了起来，这对于他们来说，似乎还起到了发泄攻击性和疏解压力的效果。当然，也有的残疾人表现得小心翼翼："把衣服剪坏了怎么办，我不想改。"工作人员和老师耐心地引导他，把改造后更好看的衣服图片给他看，轻轻地告诉他："没关系，咱们可以慢慢来尝试，我带着你一起操作，不会弄坏的。"当最后改造出来的漂亮衣服呈现在大家眼前时，许多精神残疾人都开心地拍起了手。老师鼓励大家展示自己的创意作品，有的人把衣服改造成了挎包，有的人将裤子改造成了漂亮的裙子……精神残疾人的家属也表示："旧衣服常常没地方放，送人也没人要，学会了旧衣改造，家里的旧衣服也有了用武之地！"

023. "绣" 出自己

一、活动目的

1. 通过刺绣，提高精神残疾人的精细动作能力。

2. 让精神残疾人在缝制中体验生活的乐趣。

二、时长要求

约 30 分钟。

三、场地要求

室内团体心理辅导室。

四、人员准备

1. 一名工作人员主持游戏。

2. 一名工作人员讲解示例视频。

3. 多名工作人员帮助精神残疾人解决在游戏活动中遇到的缝制困难。

五、道具准备

T恤，针线，刺绣图案书，剪刀，银色水消笔，小绣绷，拓印纸。

六、程序设计

1. 工作人员讲解示例视频，并展示可能用到的几种不同的缝制手法。

2. 一名工作人员将材料分发给每位精神残疾人。

3. 让精神残疾人找到心仪的图片，在拓印纸上进行拓印。

4. 将图片用银色水消笔转印到自己的 T 恤上。

5. 将绣绷固定在 T 恤上，依据图形开始刺绣。

6. 请精神残疾人上台展示自己的作品，并分享在缝制过程中遇到的困难以及是如何解决的。

7. 工作人员进行总结归纳。

七、注意事项

1. 让精神残疾人注意安全使用针线。

2. 一对一提供帮助的工作人员要提前了解缝制技术，对缝制过程中出现的问题要及时解决。

3. 因为精神残疾人的水平高低不同，绣出来的作品质量参差不齐，要尽量发现每一位精神残疾人的闪光点，对他们进行鼓励。

活动启发

活动价值探讨

重复性活动的专注力。专注力，其实就是注意力。保持良好的注意力，是大脑进行感知、记忆、思维等认知活动的基本条件。在正常情况下，注意力使我们的心理活动指向某一事物，有选择地接受某些信息，而抑制其他活动和其他信息，并集中全部的心理能量用于所指向的事物。因此，集中注意力会提高我们工作与学习的效率。刺绣这项技能活动很受人们的喜爱。在刺绣的过程中，人们要保持一定的注意力，熟练之后，随意注意进化为随意后注意，人们还能一边刺绣一边听音乐或看电视。

手工疗愈的魔力。对于人类文明而言，手工劳作不仅是创造生活的手段，也是感知世界的方式。刺绣工具带来的触觉可以帮助提升视觉敏感度，不同的缝制手法可以锻炼手部动作的精细度。动手还可以改变脑循环，促进理解、记忆和思考。刺绣的过程中，不仅可以体验到生活的乐趣，还提高了精细动作能力。

传统文化的熏陶。刺绣是中国民间传统手工艺之一，在中国至少有两三千年地历史。刺绣工艺流传至今，历久不衰。精美的刺绣作品有的真实自然，有的华丽壮观，深受大家的喜爱。刺绣的针法有齐针、套针、扎针、长短针、打子针、平金、戳纱等几十种，丰富多彩，各有特色。在残疾人康复活动中，学习刺绣技能的难度一定要循序渐进。这样的活动，不仅能让精神残疾人在挥动针线的过程中接受中国传统文化的熏陶，也让他们习得一种新技能。

活动案例反思

刺绣活动需要精神残疾人保持一定的耐心，因为刺绣具有一定重复性，在还不熟练的时候，有的精神残疾人会出现"有点烦"的状态，有的人则绣着绣着就开始东张西望，开始观望其他人的作品。也有的人能沉浸地、专注地完成自己的作品，甚至注意不到其他人的动向。观察大家在活动中表现的注意力的差异，有助于我们了解每个精神残疾人的行为特点和症状表现，对以后的工作能起到一定的帮助作用。

模块 3-2：生活技能——食

024. 满汉全席

一、活动目的

1. 让精神残疾人了解食品包装袋上不同信息的意义。
2. 通过游戏培养精神残疾人的观察能力以及搜集、整理信息的能力。

二、时长要求

约 30 分钟。

三、场地要求

室内团体心理辅导室。

四、人员准备

1. 一名工作人员主持游戏。
2. 一名工作人员讲解食品包装袋上的信息。
3. 多名工作人员对精神残疾人进行一对一帮助。

五、道具准备

有细微差别的食品包装图片（比如生产许可标志、食品名称、生产时间和保质期、贮存条件、食用方法、致敏原或其他警告信息等），剪刀，彩色笔，白色 A4 纸。

六、程序设计

1. 工作人员向精神残疾人展示两张相似的食品包装图片，并让大家以最快的速度找出这两张图片有哪些不同。
2. 当有人回答出正确答案时，一名工作人员向精神残疾人讲解认识食品包装图片中不同之处的作用和重要性。
3. 精神残疾人在工作人员的帮助下，用剪刀和 A4 纸制作一个食品包装袋，并将刚刚学到的知识一一画在包装袋上。
4. 精神残疾人分享感受，归纳汇总所学到的知识。
5. 一名工作人员对精神残疾人的活动感言进行总结归纳，重申食品安全的重要性。

七、注意事项

1. 在活动之前，工作人员要先对食品安全知识有一定的了解。
2. 绘画时无须画得很精细，只要将重要的食品安全信息标注出来即可。

活动启发

活动价值探讨

长时记忆。心理学研究发现，存储在长时记忆中的信息可分为词语和表象两类，分别是言语编码和表象编码。言语编码是通过词加工信息，按意义、语法关系、系统分类等方法把言语材料组成"组块"帮助记忆。表象编码是利用视觉形象、声音、味觉和触觉形象组织材料帮助记忆。因此，让精神残疾人观察不同的包装袋图片，结合一定的讲解，让大家记住之后再进行复述，有利于食品安全知识存储到他们的长时记忆中。

食品安全知识的重要性。商场里的商品琳琅满目，商品包装袋上的信息显示了食材的添加剂、食材的安全性、食品的保质期等。学会识别这些信息，精神残疾人可以逐渐重返社会生活，能够自主地选购食品。

活动案例反思

每个精神残疾人的恢复程度不同，他们的理解力、记忆能力也存在差异。大部分恢复程度较好的，能够在老师的讲解下和工作人员的帮助下较好地记住食品包装袋上的信息，学会分辨食品包装袋上的不同图标。通过活动，大部分精神残疾人知道要看食品的保质期，而有些信息还是容易被忽略，比如生产厂家、配料表里的防腐剂等。还有的精神残疾人发现包装袋上没有许可标志，他们能够主动提出这一点，说明他们的观察力也得到了一定的发展。

025. 蔬菜乐园

一、活动目的

1. 让精神残疾人学习一些种植技巧。
2. 培养精神残疾人的责任心，提升他们的生活积极性。

二、时长要求

约 30 分钟。

三、场地要求

室内团体心理辅导室。

四、人员准备

1. 一名工作人员主持活动。
2. 一名工作人员讲解栽培蔬菜的方法，并带领大家一起动手操作。

五、道具准备

玻璃瓶，陶碳球，种子，小喷壶，营养液。

六、程序设计

1. 工作人员介绍要栽培的蔬菜。
2. 工作人员带领精神残疾人清洗陶碳球。

3. 加水至与陶碳球等高，让陶碳球完全吸收水分。

4. 均匀撒入种子，让精神残疾人注意不要把种子撒入陶碳球下。

5. 工作人员带领精神残疾人用小喷壶将种子打湿，再加入一定量的营养液。

6. 工作人员邀请大家分享种植感受，让精神残疾人将蔬菜带回自己家中，等待种子发芽长大。

7. 工作人员总结发言，并对活动过程中一些精神残疾人的优秀细节给予鼓励。

七、注意事项

1. 工作人员应提前操作体验，熟悉流程，避免现场手忙脚乱。

2. 在培育过程中要小心谨慎，避免掉落种子、泼溅水等情况。

3. 要引导精神残疾人实时跟踪种子的后续成长，并及时向工作人员主动反馈成长情况，这对他们的康复起着重要作用。

活动启发

活动价值探讨

对植物发芽的理解。古往今来，寒暑交替。每个季节，不同的植物有不同的生长特点。柳树抽芽，迎春花绽放，预示着春天的到来，万物开始复苏。需要康复的精神残疾人，看到一株植物抽出细芽、长出新叶，能感受到无穷的生机与活力。在有的文学作品中，大火过后，植物重新抽条，也意味着残旧的、病态的状态被一扫而空，生命开始重新步入正轨，新的生活即将到来。

与大自然建立联结。精神残疾人亲手撒下种子，浇水，培养，直到种子发芽，长成蔬菜，这是一个与大自然建立联系的过程，是一个播种与收获的过程。中国是农业大国，几千年的农耕文化，让人们深知勤劳与否关系到庄稼的收成。人们总结出二十四节气，利用大自然的规律来指导农业生产。在等待收获的日子里，人们要记挂着自己的劳作，记挂着自己的一份成果。

活动案例反思

从小刘、小玲和小李等人跃跃欲试的表情中可以明显感觉到，他们喜爱这样的活动。他们小心翼翼地对待这些蔬菜种子，慢慢地播撒它们，再慢慢地浇水。我们在他们脸上看到了专注与爱护的神情，非常感动。许多人喜欢养养花，养养别的植物。有的人心静，养出来的植物茂盛，花开得悄然而热烈。有的人心燥，养的植物容易枯萎。我们期待精神残疾人培养出的蔬菜能苗壮成长，也希望他们分享自己的喜悦。

026. 厨王争霸

一、活动目的

1. 帮助精神残疾人完成一道简单的菜品。

2. 培养精神残疾人的耐心和动手操作能力。

二、时长要求

约40分钟。

三、场地要求

室外（可以做饭的餐馆）。

四、人员准备

1. 一名工作人员把控活动流程。

2. 一名工作人员联系餐馆。

3. 多名工作人员帮助烧制菜品。

五、道具准备

"蔬菜乐园"活动中精神残疾人种植成功的蔬菜。

六、程序设计

1. 工作人员在活动前一天，通知精神残疾人及家属活动的时间和地点，让大家准时到达预定的餐馆，并携带上次种植的蔬菜。

2. 精神残疾人轮流炒菜，工作人员在一旁辅助，防止发生意外。

3. 大家将烧好的菜端上餐桌，每个人介绍自己的菜品，并介绍烧菜的流程。

4. 工作人员总结归纳，大家一起享用菜品。

七、注意事项

1. 需要提前联系好可以做菜的饭店，饭店设施安全，无障碍设施配套良好。

2. 为了避免发生危险，在准备材料时，需要提前将蔬果切片。

3. 工作人员有烹饪菜品的经验。

活动启发

活动价值探讨

舌尖上的美食。现代生活的节奏越来越快，年轻人工作压力大，常常没有时间为自己做一顿美食，许多年轻人点外卖来解决自己吃饭的问题。实际上，做饭也是享受生活的过程，精心准备一顿佳肴，往往能让自己食欲大增，不知不觉比平常吃得更多。中国有丰富多彩的饮食文化，有八大菜系、多种烹饪方法，讲究"色香味俱全"。美食有时候能让人心情变好，有的人就喜欢"化悲愤为食欲"。实际上，美食对人们的身心具有"补偿意义"。食物具备滋养的功能，中国饮食文化讲究食补、药膳等，都是有利于人们身心健康的"吃"的方式。

学习烹饪美食。烹饪加工美食，是一项需要学习的技能。在家常菜的学习制作过程中，家人之间的亲情得到了升华，子女也得到"家庭文化"的传承。有的人出门在外，总是怀念"妈妈的菜""外婆的菜"，正是因为家常菜里包含着家的味道。让精神残疾人和家人一起炒菜，学习做饭的技能，可以培养他们的独立意识，让他们更加热爱生活。

活动案例反思

上一场活动中，精神残疾人自己种植了蔬菜。这些蔬菜正好在这次的活动中派上用场。小陈是和母亲一起来的，他看到自己培育的蔬菜非常开心，在工作人员的帮助下，他和母亲一起将蔬菜洗干净。母亲做菜，他打下手。看着母亲切菜，他也想试一试，于是工作人员协助他，一刀一刀将蔬菜切成合适的大小。在母亲的指导下，小陈帮忙放盐、蒜末等辅料。最终，一盘绿油油、香喷喷的炒青菜出锅了。其他精神残疾人也在家属的帮助下，做出了一盘盘菜品。大家围坐在一起愉快地享用这些美食，脸上洋溢着幸福的笑容。

027. 医用百宝箱

一、活动目的

1. 让精神残疾人自己动手制作一个医用箱。

2. 让精神残疾人重视自己的健康。

二、时长要求

约 40 分钟。

三、场地要求

室内团体心理辅导室。

四、人员准备

1. 一名工作人员把控活动流程。

2. 一名工作人员讲解医用百宝箱的制作步骤。

3. 多名工作人员对精神残疾人进行一对一的帮助。

五、道具准备

废弃纸盒，双面胶，胶布，不同颜色的卡纸，水彩笔，剪刀，胶囊，保鲜袋。

六、程序设计

1. 工作人员讲解医用箱的制作过程。

2. 给每位精神残疾人分发废弃纸盒、水彩笔、卡纸等材料。

3. 将白色卡纸粘贴在废弃纸盒的最外面一层，并在白色卡纸上绘画。

4. 将废弃纸盒制作成抽屉、夹层等，在抽屉、夹层外层用不同颜色的卡纸进行包装，在每一层抽屉内部垫上保鲜袋。

5. 让精神残疾人把自己平常吃的胶囊，按照发病的程度或者吃药的时间，依次放入医用箱中，并根据自己喜欢的颜色来进行分类。

6. 让大家根据自己的医药箱，制作一张合理服药的时间表。

7. 让大家说一说自己在制作过程中遇到的困难有哪些，有什么感想。

8. 精神残疾人交流分享感受，工作人员进行总结归纳。

七、注意事项

1. 在操作过程中，要小心谨慎，注意安全。

2. 夹层和抽屉的卡纸颜色没有固定要求，精神残疾人自己能辨别出来即可。

活动启发

活动价值探讨

身心治疗。身体的治疗依靠药物，心灵的治疗需要依靠更多的内容：关爱、理解、成长等。精神残疾人大部分是通过服用药物进行治疗，康复活动则希望通过一系列活动，让他们习得更多的适应性技能，更好地适应日新月异的社会生活。配备一个家庭常用医药箱，其实是在帮助我们做好准备应对突发事件。例如，不小心划伤了手指，就需要一些碘伏、药棉和创可贴。偶尔感冒发烧头疼，也可以常备一些解热镇痛药物来缓解。有一个完备的医药箱，就多了一份安全感。

关注健康。让精神残疾人学会制作一个家庭常用医药箱，也是在帮助他们关注自身健康。他们要学习将自己常用的一些药物整理好，放进药箱，还要了解一些药物的用途及储存方式。整理药箱可以让他们更了解自己的常用药物及健康状况。

活动案例反思

这样的活动本身难度不大，开展起来也比较顺利。大部分精神残疾人都能很好地完成医药箱的制作。在制作过程中，他们能时不时回忆起自己用到的一些药物，回忆起吃药时的感觉。有的精神残疾人会说："能感觉到吃药对我是有用的。"在工作人员的帮助下，他们还学习了简单处理伤口的方法，玩了医患角色扮演游戏，为活动增添了一份乐趣。

模块3-3：生活技能——住

028. 生活一箩筐

一、活动目的

1. 让精神残疾人学会整理自己的物品。

2. 让精神残疾人的生活具有条理性，同时培养他们的自理能力。

二、时长要求

约40分钟。

三、场地要求

室内团体心理辅导室。

四、人员准备

1. 一名工作人员把控活动流程。

2. 一名工作人员提前布置房间，并且准备好相应的材料。

3. 一名工作人员负责计时。

4. 每个房间安排一名工作人员实时掌控房间情况。

五、道具准备

相关视频，杂乱的房间，计时器。

六、程序设计

1. 工作人员播放一段整理物品的视频，引出有序摆放物品的好处。

2. 把精神残疾人分组，将各组人员分配到不同的游戏场景中，分别为书房、厨房、玩具房、卧室等。

3. 要求各组精神残疾人在规定的时间内，在将房间整理好的同时，还要找到工作人员隐藏的物品。

4. 每组精神残疾人选出一名代表，将找到的物品交给工作人员。

5. 大家一起参观整理好的房间，并选出自己认为整理得最干净的房间。

6. 采访优秀组的小组成员，询问他们是如何分配任务并进行整理归纳的。

7. 大家交流分享感受，工作人员归纳总结。

七、注意事项

1. 在布置房间时，每个房间的杂乱程度应相同。

2. 工作人员应将病情程度不同的精神残疾人搭配起来组成小组。

活动启发

活动价值探讨

整理的疗愈功能。这一项康复活动，是叠衣服活动的进化版本，更加注重精神残疾人"整理"杂乱信息的过程。实际上，在精神残疾人的一些作品表达中，我们往往能观察到"杂乱""无序"，如果他们有深度创伤的经历，还会通过"割裂""倾斜"等主题表现出来，在沙盘游戏治疗的沙盘中，在绘画表达治疗的画面中，都能看到这些情况。因此，整合的过程非常有必要，当精神残疾人能逐渐将自己杂乱的思绪、内心的冲突，逐渐以一种整齐的、整体的方式表现出来，说明他们分裂的内心世界正在逐渐恢复。

寻找任务物品。一边整理物品，一边寻找任务物品，这需要一定的注意力分配能力。有的人注意力分配能力比较弱，不能同时进行两项或多项不同的活动。然而，有一些精神残疾人，他们的整理能力虽然还不太好，但是可以精准地在杂乱的物品中找到任务物品。我们常说天才和疯子仅有一线之隔，也并不是毫无道理。

活动案例反思

小远是一名自闭症患者。他具有常人没有的一种"特殊能力"——快速寻找"任务物品"。例如，在一幅巨大的图画中，有许许多多形态各异的小人儿，有些甚至长得一模一样，只是动作不同。要小远在其中找到唯一一个竖起右手大拇指的卷发红衣服小女孩，他可以飞快地找到。而大部分人看得眼花缭乱，找好久也不一定能找到。毫无疑问，这次活动，在"找东西"环节，小远是最快完成的。在整理物品这个环节，大部分精神残疾人还需要工作人员的帮助，他们倾向于堆积自己喜欢的物品，而不是整理。希望经过康复训练，他们杂乱的内心世界能逐步条理化。

029. 四色桶

一、活动目的

1. 让精神残疾人学会给垃圾分类。

2. 让精神残疾人懂得垃圾分类的重要性。

二、时长要求

约 30 分钟。

三、场地要求

室内团体心理辅导室。

四、人员准备

1. 一名工作人员把控活动流程。

2. 一名工作人员负责计分。

3. 一名工作人员讲解垃圾分类，判断大家的垃圾分类是否正确。

五、道具准备

黑板，粉笔，奖状，抢答器。

六、程序设计

1. 工作人员将精神残疾人分成四组，给大家 3 分钟的时间准备，之后每组选出代表，在黑板上画出上一场活动整理出来的垃圾，每画出一个就说出自己画的是哪一类垃圾，画得像且表述正确计 1 分，画得不像但表述正确则计 0.5 分。最高分数不超过 6 分，最低不低于 3 分。如果有小组得分低于 3 分，就视为闯关失败。

2. 闯关成功的小组选出一名代表，每位代表轮流说出一项垃圾，不能与上一个关卡提到的垃圾重复，不能说错，否则就要在原有基础上扣 1 分。如果一时想不出，停顿过久的话，工作人员可以倒计时 10 秒，答不出来也要扣 1 分。如果分扣完了，则视为闯关失败。

3. 工作人员讲解垃圾可以分为几类，以及分类的标准是什么。

4. 将上述提到的所有垃圾进行分类，抢答完成任务。抢答回答正确的加 1 分，回答错误的扣 1 分，每组必须回答一次，否则扣 3 分，分被扣完即视为闯关失败。

5. 工作人员统计各小组的总分，最高分评为优胜奖，最低分评为最有毅力奖，得分居中的两组视情况而定，可分别评为最有创意奖和最可爱奖。

6. 上述问题回答错误的，工作人员告诉大家正确答案，并向大家重申垃圾分类的重要性。

7. 精神残疾人分享自己的感想，工作人员给大家颁发奖状并进行总结归纳。

七、注意事项

1. 在画垃圾的过程中，要充分照顾精神残疾人的绘画水平，评判标准适当降低。

2. 工作人员自己要熟练掌握垃圾分类规则，不能误导精神残疾人。

3. 气氛不能过于紧张，不能给精神残疾人带来很大的压力。

活动启发

活动价值探讨

垃圾分类的重要意义。自从垃圾分类制度逐步开始实行后，各大新闻媒体、电视综艺也以"垃圾分类"为主题，教大家在游戏中记住复杂的垃圾分类知识。实行垃圾分类制度，是维护地球生态环境、保护人类家园的必要途径。中国人口众多，每天都有大量的生活垃圾产生，依靠填埋、焚烧，不仅会释放有害的化学物质污染环境，还要占用大量的土壤资源。土壤资源关系着我们的粮食和植被，大量的垃圾填埋已经让多数城市周边的环境不堪重负。

分类过程的思维锻炼。在活动过程中，需要区分不同的垃圾，将同一类垃圾归在一起。精神残疾人需要习得相应的分类知识和规律，还要归纳不同物品的共性，例如：塑料、废纸、玻璃等都是可回收物而不是干垃圾，但是镜子是干垃圾，因为镜子背面的涂层包含锡和汞等金属。垃圾分类其实是一个思维练习的过程。垃圾分类的知识，普通人也需要一段时间的学习才能较好地掌握。对于精神残疾人而言，垃圾分类可以帮助他们在游戏中锻炼判断、归类等思维能力。

活动案例反思

工作人员问大家，吃完饭大家擦过嘴的餐巾纸是什么垃圾，小林兴奋地抢答："湿垃圾！"小陈反驳道："厨余垃圾！"小刘则说："湿垃圾就是厨余垃圾啊！"最终，答案揭晓，应该是干垃圾。大家都感到疑惑，工作人员加以解释。抢答活动继续进行，大家也更开心地参与进来。活动结束后，小刘的父亲主动帮忙收拾桌上的废纸。小刘说："废纸可以回收，我们要扔进可回收物的垃圾桶。"他获得了大家的一致表扬。

030. "绿" 动缤纷

一、活动目的

1. 让精神残疾人自己动手种植多肉植物。

2. 让精神残疾人懂得绿化环境的重要性。

二、时长要求

约30分钟。

三、场地要求

室内团体心理辅导室。

四、人员准备

1. 一名工作人员主持活动，把控活动流程。

2. 一名工作人员讲解栽种过程。

3. 多名工作人员给精神残疾人提供一对一的帮助。

五、道具准备

垃圾分类纸盒，多肉植物，多种款式的摆件，白石，营养土，蓝沙，花盆。

六、程序设计

1. 工作人员给大家讲解绿化环境的重要性。

2. 工作人员带领大家先把营养土倒进纸盒里，土不用压得太紧。

3. 让精神残疾人按照个人喜好，将多肉植物栽种到自己喜欢的位置。

4. 带领大家将白石和蓝沙铺在营养土上，按照自己的喜好摆放即可。

5. 将摆件摆在任意位置，摆好后给作品取一个名字，和大家分享感受。

6. 工作人员对大家的发言进行归纳和总结。

七、注意事项

1. 要多备一些多肉植物，以防大家由于操作不当造成损坏。

2. 在种植过程中，要多注意精神残疾人的操作步骤。遇到动作不太灵敏的精神残疾人时，要及时给予帮助。

活动启发

活动价值探讨

顽强的多肉植物。多肉植物叶片肥厚，憨态可掬。它们的叶片能储藏可利用的水，在土壤含水状况恶化、植物根系不能再从土壤中吸收水分时，能使植物暂时不需要外界供应水分而继续生存。多肉植物在水源较少的条件下依然能顽强生长。相比其他植物，它们没有那么娇气，易栽培、易生长，也受到年轻人、上班族等群体的喜爱。种植多肉植物也很适合应用到精神残疾人的康复活动中。

体验与大自然的联系。正如《小王子》的故事中，小王子亲手照顾玫瑰花一样，因为小王子为玫瑰花浇过水，所以他们之间有了不同于其他人的联结；种植多肉植物，也可以让精神残疾人体验与大自然的联系。希望他们能在多肉植物的栽培与成长过程中，体会到自己也能像这些亲自照料的可爱小绿植一样，顽强地向阳而生。

活动案例反思

这是大家第二次种植绿色植物了，相比上一次种植水培蔬菜，这一次他们的动作多了一分坚定与自如。在放置多肉植物的时候，他们更加自由地选择了自己喜爱的位置。按压土壤的时候，他们也尽量小心，仿佛正在照顾一个个睡意蒙眬的小婴儿，他们表现得很棒。

模块 3-4：生活技能——行

031. 交通"消消乐"

一、活动目的

1. 让精神残疾人理解交通标志的含义。

2. 帮助精神残疾人安全出行。

二、时长要求

约 30 分钟。

三、场地要求

室内团体心理辅导室。

四、人员准备

1. 一名工作人员主持活动。

2. 一名工作人员讲解交通标志。

3. 多名工作人员帮助精神残疾人制作卡片。

五、道具准备

交通安全标志图，黄色三角形卡纸，红圈白底卡纸，蓝色圆圈卡纸，蓝色长方形卡纸，绿色长方形卡纸，红色卡纸，不同颜色的水彩笔，双面胶，剪刀，白板和磁铁。

六、程序设计

1. 工作人员让大家认识四种不同类型（禁止、警告、指令、提示）的交通标志。

2. 精神残疾人手绘并制作交通安全标志卡片，尝试解释图中的含义。

3. 将精神残疾人制作的交通安全标志图和一些其他的交通安全标志图混合在一起，用吸铁石将卡牌背面朝上固定在白板上，请精神残疾人玩翻牌游戏，翻到同一类的交通安全标志即可消除。

4. 在翻牌过程中，工作人员讲解翻开的交通安全标志图，帮助大家进一步了解交通安全标志所代表的含义。

5. 精神残疾人发言，说一说学到了哪些安全标志，印象最深刻的安全标志图是哪一张。

6. 工作人员进行归纳总结，并重申交通安全的重要性。

七、注意事项

1. 工作人员自己要提前准备，掌握交通安全标志。

2. 发言的主题可以灵活多样，主要目的是让大家理解交通安全的重要性。

活动启发

活动价值探讨

"消除"的乐趣。消消乐一类的游戏自问世以来，就深受广大群众的喜爱。许多人在闲暇之余，通过玩这款游戏来放松。我们不禁思考，为什么这类游戏这么简单，但一玩就停不下来？从心理学的角度来看，由繁到简，消除杂乱，可以释放攻击性，释放压力。当我们看到一大排图案爆炸消失后，内心似乎也跟着清净了、顺气了。因此，我们将交通信号标志设置成可以"消除"的模式，让精神残疾人在休闲的小游戏中，记住交通信号标志，认识交通信号标志的意义。

出行的自由。精神残疾人相对较为封闭，不愿意主动出门。有些精神残疾人在发病期间有一定的危险性，还有一些精神残疾人在逐渐康复，但仍然被封闭在家中。实际上，在家人陪同下出门呼吸新鲜空气，晒太阳，逐步融入正常的社会生活，有利于他们的康复。因此，出行安全就成了他们的必修课。他们要学会认识交通信号灯，遵守交通规则和公共秩序，要认识到社会生活是有规则和秩序的。

活动案例反思

小风是精神残疾人中康复得较好的一位，他已经学会了自己搭乘地铁，知道进地铁要过安检，知道自己该坐哪一条线路，在哪一站上下车。活动中的交通信号灯知识，他听得格外认真。基本的交通规则"红灯停、绿灯行"，大部分人都了解；一些箭头指向、路标等，他们可能不太熟悉，还需要工作人员讲解。活动结束后，大家对交通信号知识都有了一定的掌握。

032．趣味指南针

一、活动目的

1．带领大家制作简易的指南针，并学会运用指南针。

2．让大家进一步认识道路安全的重要性。

二、时长要求

约 30 分钟。

三、场地要求

室外。

四、人员准备

1．一名工作人员把控游戏活动。

2．一名工作人员讲解指南针的制作流程。

3．一名工作人员联系活动棚和活动场地。

4．一名工作人员制作活动地图，购买印泥和印章，选择并购买小礼品。

5．多名工作人员陪同精神残疾人穿越迷宫。

五、道具准备

强力吸铁石（圆形），泡沫盒，卡纸，双面胶，可装水的小型瓷器，手机指南针，活动棚，路线地图，印泥和印章，小礼品。

六、程序设计

1．工作人员告诉精神残疾人此次活动分为两个流程，一是制作指南针，二是利用指南针来辨别方向，完成任务。

2．工作人员带领大家将泡沫盒剪成圆形，将卡纸剪成比泡沫盒更小的圆形。

2．用双面胶将圆形卡纸粘贴在泡沫盒上。

3．用双面胶将圆形磁铁竖立在圆形卡纸上并固定住。

4．将泡沫盒摆在装满水的小型瓷器里，并根据手机指南针的方向，辨别东西南北。

5．工作人员带着精神残疾人制作的指南针，开始"集章探险"之旅。

6．精神残疾人根据手中的路线图和指南针找到下一个停靠点并盖章。

7. 在最短的时间内盖完所有章的工作人员即为圆满完成任务。

8. 等所有精神残疾人都盖完章之后，让他们说说在活动过程中遇到了哪些困难，又是如何解决的。

9. 工作人员进行总结归纳，并给大家颁发小礼品。

七、注意事项

1. 工作人员需要带上水，保持指南针的运转。

2. 工作人员在陪同精神残疾人的过程中要尽职尽责，不能代替精神残疾人完成任务，但在必要的时候可以给予他们一定的帮助。

3. 选择的道路必须是大路，停靠点之间的距离要比较近。

活动启发

活动价值探讨

指南针蕴含的意义。指南针，古时候称为罗盘，取包罗万象、经天纬地之意。作为我国的四大发明之一，指南针体现了古人的智慧和对大地规律的认知。指南针的原理与地球的磁场有关。古时候难以辨认方向，人们一般通过太阳的升落和影子等来判断空间方位，那时的航海、探险等活动都离不开罗盘。现在，人们出行可以利用手机导航系统，然而，一旦导航系统失灵，方向感较差的人则难以应对。

掌握定位定向技能。定位、定向的技能需要训练，形成一定的认知思维范式。例如，如何判断自己在哪里，借助什么标志性建筑可以帮助自己判断方位，如何能让自己到达目的地等。有些人的认知风格是场独立型，倾向于自己做出判断，这样的人不管身在城市何处，都能找到自己的家。有些人的认知风格是场依存型，一定要依靠大量的环境信息才能进行判断。对于精神残疾人来说，有的人会在发病后跑出家门，容易走丢。借助这样的活动和训练，可以培养他们判断方位的习惯和能力。

> **活动案例反思**
>
> 在工作人员的帮助下，大部分精神残疾人都完成了指南针的制作。他们很喜欢这样的手工活动，当看到指南针在小盒子当中转动时，小强开心地拿着指南针展示给周围的工作人员。第二个环节是穿越迷宫的活动。小敏的方向感比较好，能够依据指南针在迷宫中辨认方向，不需要工作人员的帮助。他试错了几次路之后就找到了目的地。其他的精神残疾人则有不同程度的困难，有不少人困在迷宫里转圈圈，最后在工作人员的帮助下走出迷宫。在活动结束后的总结环节，我们对找路有困难的精神残疾人给予鼓励，对小敏进行了表扬。大家都希望下一次还能再参加这样的活动。

033. 安全飞行棋

一、活动目的

1. 让精神残疾人以游戏的方式深入了解交通安全标志。

2. 进一步增强精神残疾人的交通安全意识。

二、时长要求

约 30 分钟。

三、场地要求

室内团体心理辅导室，室外亦可。

四、人员准备

1. 一名工作人员把控活动流程，宣读比赛规则。

2. 一名工作人员带领精神残疾人及其家属一起制作飞行棋。

3. 一名工作人员汇报骰子点数。

五、道具准备

放大款的安全交通飞行棋，骰子。

六、程序设计

1. 工作人员宣读活动的游戏规则，并将精神残疾人进行分组。

2. 精神残疾人分成四组，每组四人，每组代表飞行棋中的一个颜色。

3. 每组派出一个代表，采用剪刀石头布或其他方式比赛，赢的一方可以先选择自己所代表的颜色，其他组再依次选择。

4. 上场的四个精神残疾人轮流投掷骰子，根据飞行棋的规则行走。

5. 遇到交通问题时，工作人员要读出问题，让精神残疾人来回答。

6. 一名精神残疾人到达终点后，同组的第二名精神残疾人进行接力。

7. 全部组员最先走完全部飞行棋的一组即为胜利。

8. 让每位精神残疾人谈谈自己的感受，游戏中遇到了哪些困难，让自己印象深刻的内容有哪些。

9. 工作人员进行总结归纳。

七、注意事项

1. 要控制好活动时间。

2. 有些精神残疾人不能正确回答问题，工作人员要及时帮助他们。

3. 可根据具体的人员情况调整分组和每组的成员数。

活动启发

活动价值探讨

牢记知识的关键是加以应用。在前面的活动中，精神残疾人已经通过消消乐的游戏掌握了一定的交通信号知识。这些知识如果不加以应用，就容易成为"压箱底"的记忆，要用的时候不一定还能想起来。就像有的人考过驾驶证之后，如果很久没有开车上路，以后一旦上路，可能认不清许多交通信号和路标。开展这个活动，希望能够帮助精神残疾人应用所学的交通安全知识，加深他们的记忆。

棋类游戏锻炼思维能力。飞行棋游戏是可以多人一起玩的竞技类游戏，我们借用它的一些规则并适当加以改进，让它成为适合精神残疾人一起玩的团队休闲游戏。根据不同的分组，大家要进行团队协作，一起答题通关，最终让自己队伍的飞机成功到达目的地。在游戏过程中，大家要判断自己是哪一队的，什么时候轮到自己出发，根据抛掷的点数走相应的步数，还要根据所学的交通安全知识正确回答问题。总而言之，游戏能够有效地帮助精神残疾人锻炼思维能力。

活动案例反思

　　大家根据不同的颜色分好队伍后，有的精神残疾人听完游戏规则还感到迷茫，于是工作人员在讲解时先带领大家试玩了一遍游戏，让大家在体验中逐渐记住游戏规则。小陈遇到一个题目，答不出来，其他队员都给他加油和提醒。小远还是需要一些鼓励才能主动多回答几个字。在主持老师和工作人员的帮助下，队员们一个个完成了接力。活动结束后，工作人员又问了小陈一遍刚才卡住他的那道题，这次他很快就说出了答案。

模块 4-1：职业技能——适应性

034. 凝固美丽

一、活动目的

1. 让精神残疾人掌握一些手工工艺技巧。

2. 在一定程度上舒缓精神残疾人的压力和紧张情绪。

二、时长要求

约40分钟。

三、场地要求

室内团体心理辅导室。

四、人员准备

1. 一名工作人员把控活动流程。

2. 一名工作人员讲解如何制作手工艺品。

3. 多名工作人员为精神残疾人提供一对一的帮助。

五、道具准备

AB胶，砂纸，滴管，打磨条，抛光块，搅拌棒，戳泡针，手指套，硅胶桌垫，镊子三件套，不同款式的量杯，蜂巢调色皿，各色颜料。

六、程序设计

1. 工作人员分发材料，带领大家戴好手指套，铺好硅胶桌垫。

2. 按1∶1的比例，在量杯中倒入AB胶和水，用搅拌棒搅拌至不拉丝为止。

3. 精神残疾人将颜料放入调色皿中，根据自己的喜好进行调色，再把颜料滴入滴胶中，同时将闪粉也滴入滴胶中，用搅拌棒搅拌均匀。

4. 如果出现气泡，就用戳泡针将其戳掉。

5. 成品干透后，将成品脱模。

6. 用锉刀、砂纸、打磨条等将溢出来的胶水打磨掉，防止做出的成品刮手，用抛光块给打磨出来的产品抛光。

7. 每位精神残疾人展示自己制作好的成品，并且给自己的作品取一个名字，告诉大家它的含义。

8. 工作人员进行总结归纳。

七、注意事项

1. 对大家制作的成品不设标准和要求，大家可以发挥自己的想象力，随心所欲地创作出想要的产品。

2. 在打磨抛光的过程中，为了避免精神残疾人操作不当，可以由工作人员代劳。

活动启发

活动价值探讨

动手操作能力。此次活动主要是培养精神残疾人的动手操作能力，这也是职业性技能的训练之一。大家可以制作一些简单而好看的半成品，例如手机壳上的硅胶装饰品。这些小饰品柔软、透亮而且好看，深受年轻人的喜爱。制作小饰品，可以让精神残疾人自由发挥创造性。而且，精神残疾人在实际动手操作的过程中，还能加深肌肉记忆，培养兴趣爱好，了解新鲜事物，加深他们对生活的认识，使生活不再枯燥。

培养注意力和意志力。在动手操作的过程，要求精神残疾人保持注意力的稳定和集中，他们要时刻关注自己的动作，关注物品的细节。同

时，保持注意力还需要一定的意志力。他们要明确自己的目标，将物品制作成自己想要的样子。

活动案例反思

此次活动用到了胶水、颜料和闪粉。这些小玩意，一不小心就会弄得到处都是，但是大家都玩得不亦乐乎。小芳不停地混合各种颜料，颜色越来越黑，工作人员给她提醒："只选两个颜色试试看如何？"她换了红色和蓝色，混合出紫色，又换了蓝色和黄色，混合出绿色。通过活动，小芳大致明白了颜色变化的规律，知道"颜色加得越多越黑"。最终，大家通过模具制作出了小贝壳、小海豚等精致的小饰品，许多人都对自己制作的小饰品爱不释手。

035. 超级黏土

一、活动目的

1. 让精神残疾人学会用黏土制作一幅小画。

2. 培养精神残疾人的专注力和动手操作能力。

二、时长要求。

约 40 分钟。

三、场地要求

室内团体心理辅导室。

四、人员准备

1. 一名工作人员把控活动流程。

2. 一名工作人员提前准备材料。

3. 一名工作人员进行指导教学。

五、道具准备

各种不同颜色的黏土，压痕笔，长短刀片，棒针，镊子，丸棒四件套，剪刀，压泥板，A4 垫板，相框等。

六、程序设计

1. 给大家 3—5 分钟时间观看教程，工作人员讲解超级黏土的历史。

2. 工作人员带领精神残疾人用揉、搓、挤压等手法制作不同的小物品，勾勒出花朵、叶子等细节，再制作一个小玩偶，留待下次活动用。

3. 让精神残疾人根据样本图对物品细节进行压实和填充。

4. 让每位精神残疾人和大家分享制作过程中遇到的困难，以及自己是如何解决的。

5. 工作人员进行归纳总结。

七、注意事项

1. 在制作过程中，工作人员积极关注大家的制作步骤，争取做到同步进行。

2. 可以展示一些样图，精神残疾人根据样图自行选择。

活动启发

活动价值探讨

超轻黏土能让人自由发挥。超轻黏土具有超轻、超柔、超干净、不粘手、不留残渣的特点。它有多种基本颜色，可以用基本颜色按比例调配出各种颜色，混色容易，操作方便。作品完成后不需烘烤，可以自然风干，干燥后不会出现裂纹。超轻黏土与其他材质的结合度高，不管是与纸张、玻璃、金属，还是与蕾丝、珠片等都有极佳的结合度。作品干燥定型以后，可用水彩、油彩、亚克力颜料、指甲油等上色，有很高的包容性。这也是选用超轻黏土作为活动道具的原因，它的这些特性为人们自由创造提供了无限的可能。

捏制黏土让人快乐。当一个人专注于创作时，生理上即发生变化，例如肌肉放松、血压降低、呼吸变得深长、脑波改变，而原有的疼痛或不适都会减轻；至于心理方面，可以缓和情绪、忘却困扰，暂时超越时空的限制，沉浸在创造的世界里，享受内在的自由，同时身体和心灵也得到了整合。在精神残疾人创作过程中，引导他们积极进行脑部活动，可以达到不断激发脑部机能，帮助他们逐渐改善和解决精神疾病问题，培养自知力的目的。因为超级粘土的亲和力，在拿着它揉捏的过程中，我们能感到满足和快乐。超级黏土也很好地承载了人们的破坏欲和攻击性，让它们得到合理的释放与升华。

活动案例反思

　　此次超轻黏土的制作，是精神残疾人在家人和工作人员的帮助下，对照样例模板完成的。大家将底色铺在相框上，一层一层加入新的部分，有的人制作出向日葵，有的人制作出小女孩，还有的人制作了吃胡萝卜的小兔子。在这个过程中，小远和小芳展示了很强的动手能力和模仿能力，他们的作品几乎与样例一模一样，非常生动精致。小芳的小作品出现了一个好笑又可爱的问题：她所做的一切都没出什么差错，唯一美中不足的是，整幅作品与相框是反着的，相框立起来之后，我们只能看到一幅倒着的画面。从康复的角度来说，小芳的康复程度还不错。这种不经意的"倒置"，是否与她的内心世界存在一定的联系，还需要我们持续关注。

036. 手机的新衣

一、活动目的

1. 用上两期活动做的水晶滴胶和黏土玩偶制作一个手机壳。

2. 培养精神残疾人的动手操作能力和创造能力。

二、时长要求

约 40 分钟。

三、场地要求

室内团体心理辅导室。

四、人员准备

1. 一名工作人员把控活动流程。

2. 一名工作人员指导教学。

五、道具准备

透明手机壳，多种颜色的奶油胶，超轻黏土和水晶滴胶，A4 纸，黑笔，多种多样的小饰品。

六、程序设计

1. 工作人员分发材料，每一个精神残疾人会有一个适合自己手机款式的手机壳。

2. 每位精神残疾人先在 A4 纸上画出自己心目中的手机壳样图。

3. 根据样图，用奶油胶给手机壳上色。

4. 在奶油胶还没有干透时，将水晶滴胶和黏土玩偶粘到手机壳上。

5. 将一些其他的小饰品粘到奶油胶上，等待其干透。

6. 请每位精神残疾人谈一谈创作的灵感来源。

7. 工作人员进行归纳总结。

七、注意事项

1. 使用奶油胶时，避免出现操作不当让精神残疾人产生焦虑情绪。

2. 每个精神残疾人的创作都不应受到拘束，但工作人员需要注意，如果他们的想法太不现实，要及时指出来。

3. 要提前知道每一个精神残疾人手机的型号，购买对应的手机壳。

活动启发

活动价值探讨

知觉的整体性。将前两次活动制作的小饰品应用于这次活动的手机壳上，是在教精神残疾人领会知觉的整体性。我们看到的、感受到的、认知到的物体都不是零散的，能以不同的方式组合在一起。例如，桌子和椅子可以组合，桌子上还放有书本、办公用品、杯子等物品。在正常情况下，我们很容易将零碎的小件与大件组合起来进行认知。同样，前两次制作了硅胶装饰和黏土小玩偶，它们也可以和手机壳有机结合，让手机壳更完整、更好看。

成品的制作需要一个过程。在手工制作过程中大家会意识到，制作物品是一个从无到有的过程，从材料到半成品再成为一个成品。我们不能跳过其中的某一个步骤，直接得到结果。荀子说过，不积跬步，无以至千里；不积小流，无以成江海。客观世界的建立也需要一个过程。应该让精神残疾人逐步认识到，没有什么东西是可以凭空出现、凭空消失的，我们的主观世界应当与客观世界保持一致。

活动案例反思

大家在制作手机壳的过程中，表现出了不同的艺术感。小远绘出的图案一如既往地美观，既有规律性的重复，又有搭配合理的色彩。他将小装饰贴在手机壳上后，大家纷纷跑去参观。还有一位叔叔曾经是水手，他见识过大海的广阔与浪漫，见识过大海的神秘与凶险。他喜欢与大海相关的主题，将自己制作的硅胶小海豚放在手机壳上，又在下面铺垫了白色的浪花，手机壳显得非常好看。每次分享自己的海上经历时，他都非常自豪。他的手机壳显示了自己的审美情趣以及创造力，也获得了大家的掌声。

模块 4－2：职业技能——庇护性

037. 描出你的 feel

一、活动目的

1. 用原木制作一幅画。

2. 培养精神残疾人的工作技能。

二、时长要求

约 40 分钟。

三、场地要求

室内团体心理辅导室。

四、人员准备

1. 一名工作人员把控活动流程。

2. 一名工作人员分发活动材料，进行教学。

五、道具准备

圆木片，画架，丙烯颜料，调色盘，画笔，样例图片。

六、程序设计

1. 工作人员分发材料，并展示样例图片。

2. 工作人员演示用丙烯颜料作画，在圆木片上先用小画笔勾出轮廓，再用大画笔涂色。

3. 让精神残疾人用画笔画出自己的故事。

4. 精神残疾人轮流展示自己的作品，并说出它的含义。

5. 工作人员进行总结归纳。

七、注意事项

1. 精神残疾人如果缺乏自主创作能力，可以直接参照样例图片进行绘画。

2. 精神残疾人如果处理图片细节不到位，工作人员可以给予帮助。

活动启发

活动价值探讨

圆木作画。在圆木片上作画是现在比较流行的一种创意休闲活动。一花一世界，一叶一菩提。每一个圆木片，都是一个独特的世界。圆木片是树干的横切片，它完整地展现了树的横切面结构，一圈一圈的年轮也清晰可见。当我们拿到圆木片，看到它的树皮和年轮，嗅到木头天然的气味，我们仿佛在与大自然进行无声的沟通。有研究表明，木材丰富的视觉特性对人的中枢神经系统有积极的调节作用。圆木画能流行也就不难理解了。有些人甚至靠出售美观独特的圆木画作品，形成一定的产业。学会画圆木画，也给精神残疾人的职业发展提供了新的可能。

圆形意象。人们在审美上推崇"圆"。在中国的古代建筑和图腾中能看到圆形，如太极图。还有天圆地方的说法，佛教的"圆寂"等。在中国古代的文学作品中，月亮的阴晴圆缺与人们的心情相关联："人有悲欢离合，月有阴晴圆缺，此事古难全。""无言独上西楼，月如钩。"我们还有"破镜重圆"的说法，圆代表了整合、愈合。在古希腊古罗马哲学中，圆形也意味着完整、和谐和圆满。圆，是人们心目中至美的一种境界。

活动案例反思

巴掌大的圆木片，被大家用颜料涂出了不一样的颜色。大家在涂画的过程中，会不由自主地转动圆木片。有的精神残疾人很快掌握了画出对称图形的方法，就是转着圈画。对称图形，体现出知觉的特性。有的精神残疾人画出的图案比较抽象，他在跟大家分享的时候，也说不出什么原因，"想这么画，所以就这么画了"。我们从中可以看到艺术创作与潜意识沟通的过程，潜意识对人们的影响，人们自己也说不清道不明，但是不知不觉就这么做了。有的时候，艺术创作就是这么来的，这样的作品或抽象或精致，给人们带来一些新奇的体验。如果精神残疾人的作品能得到一定的认可，这对他们回归社会生活也能起到一定的激励作用。

038. 指尖上的艺术

一、活动目的

1. 用衍纸做出一幅图画。

2. 培养精神残疾人的精细化操作能力。

二、时长要求

约 40 分钟。

三、场地要求

室内团体心理辅导室。

四、人员准备

1. 一名工作人员主持游戏的活动流程。

2. 一名工作人员分发材料，进行教学。

五、道具准备

作品参考图，长衍纸笔，短衍纸笔，箭头镊子，剪刀，白胶，点胶瓶，衍纸梳，人形曲规器，波浪造型器，圆卷尺，彩色珠针，定位坐标纸，衍纸模板，36 色衍纸，线稿纸。

六、程序设计

1. 用文字和图片介绍衍纸艺术的历史，帮助精神残疾人认识衍纸。

2. 展示不同造型衍纸的图片。

3. 教精神残疾人学习制作衍纸的捏压技巧。

4. 选择一份自己喜欢的衍纸样品图，在线稿纸上用定位坐标纸进行定位，并运用凸显造型的工具将衍纸制作成自己需要的样子。

5. 每位精神残疾人展示自己的作品并和大家分享感受。

6. 工作人员进行总结归纳。

七、注意事项

1. 在活动过程中应积极关注精神残疾人，及时给予他们帮助。

2. 工作人员在前期选图的时候，应根据精神残疾人的残疾轻重，选择难易程度不同的图片。

活动启发

活动价值探讨

衍纸作画手工艺术。衍纸，也称卷纸，是纸艺的一种形式。衍纸发源于18世纪的英国，流行于英国王室，是贵族间的一种手工艺术。衍纸艺术是用专用的工具将细长的纸条一圈圈卷起来，成为一个个小"零件"，然后自由组合这些样式复杂、形状各不相同的"零件"来创作。衍纸创作是一种"衍生"的艺术，只需要把纸条简单地弯折与重叠，就能得到各种零件，再将零件拼接组合，就得到了一幅幅视觉效果绝佳的画作。这个过程体现了艺术的表达与心灵的治愈。

精细动作的锻炼。衍纸画的制作要用到搓、撵、卷等精巧的小动作，有助于锻炼精神残疾人的手部肌肉群，提升他们的精细动作技能。他们学会这种简单又充满创意的手工艺术之后，不仅能将其应用于生活中，给生活增添美好，还能出售自己的作品，多了一项赚钱的技能。

活动案例反思

在这个活动中，精神残疾人通过学习衍纸作画的基本技巧，在老师的带领下制作出衍纸作品。老师将精神残疾人分为三组，为每一位精神残疾人安排了不同任务。每一片叶子，每一只蝴蝶，每一朵花，都是他们一个个亲手卷出来的。这次的衍纸作画活动，在精神残疾人中非常受欢迎。他们酷爱手工，而且有充分的时间参与。他们的精神面貌明显比参加活动之前更积极、更认真，他们也更乐于表达自己。希望精神残疾人通过小组学习能够慢慢地独立，变得更加勇敢。要让他们知道，自己也可以拥有独特的技艺与长处，能够拥抱生活。

039．DIY 画架

一、活动目的

1．让精神残疾人学会制作圆木画架。

2．将前几期做的物品进行整合，提高精神残疾人的再就业能力。

二、时长要求

约 40 分钟。

三、场地要求

室内团体心理辅导室。

四、人员准备

1．一名工作人员讲解制作流程，把控现场活动。

2．一名工作人员教大家制作画架。

3．多名工作人员给精神残疾人提供一对一的帮助。

五、道具准备

四根较细的木头，螺丝钉，螺丝帽，梅花钳子，前面的活动中做好的圆木画。

六、程序设计

1．工作人员告诉大家活动的主题是制作画架，并播放制作视频。

2．工作人员分发材料，向大家演示如何操作。

3．将木头依次叠加，木头之间用螺丝钉、螺丝帽固定住。

4．将以前做的圆木画摆放在画架上，在画架上标记出需要添加衍纸的地方。

4．将上期衍纸作画的方法灵活运用于圆木画上。

5．用衍纸制作技艺将圆木画"秒变"出 3D 效果，呈现一个完整的装饰品。

6．大家展示自己的作品，说一说制作过程中遇到的困难，以及是如何解决的。

7．工作人员进行归纳总结。

七、注意事项

1．画架可能不容易固定，工作人员要实时观察，及时给予大家帮助。

2. 要确保固定木头棍的螺丝钉顺利安装，避免出现操作困难的情况，浪费活动时间。

活动启发

活动价值探讨

学习木工技能。大家在此次活动中组装木条，锻炼了木工技能。同时，这次活动还需要使用以前制作的圆木画，应用学习过的衍纸制作技术。充分发挥这些技艺，组装出的画架将变得非常美观，而不是单调的木条拼装。这个过程还考验精神残疾人使用一些小工具的能力，例如螺丝钉和螺丝刀。他们需要弄明白木条零件如何组合，才能做出一个稳定的、牢固的画架。掌握了这项技能，意味着他们已经能适应庇护性的工作，逐渐具备了独立工作的能力。

锻炼精细动作。制作画架要用到拼、插、拧等精巧的小动作，有助于锻炼精神残疾人的手部肌肉群，提升他们的精细动作技能。他们学会了制作画架这项简单又充满创意的手工艺术之后，不仅能将其应用于生活中，还能尝试制作更精美的作品，又能将自己的手工艺品变换成商品，多了一项赚钱的技能。

活动案例反思

老师先给大家讲解画架的制作，告诉大家要用到前面几次活动中的作品。老师问大家："有没有人能先说一说，怎样把画架和圆木画组合在一起?"大家开始思考："先把四个框都固定起来，然后找几个位置把圆木画贴上去!""先做画架，圆木画可以用来装饰!"有的精神残疾人已经说对了此次活动的大致流程。"原来今天是做木工活儿啊!"没接触过木工活的小穆表现出强烈的好奇。在老师的带领下，大家打磨了木条，还学习了我国古代建筑的榫卯结构，然后用榫卯结构拼装木条，再用螺丝钉和胶水固定，组装出了画架。有的人组装得非常好，贴上圆木画，就成了一个漂亮别致的画架。有的人在组装的时候没有对齐木条，做出来的画架歪歪扭扭，又卸掉重新组装。最终，一个个具有丰富创意的画架成型了。

模块 4-3：职业技能——过渡性

040. 永生花

一、活动目的

1. 帮助精神残疾人进一步提高自己的手工技能和精细化操作能力。

2. 让精神残疾人学会一些简易的手工操作。

二、时长要求

约 40 分钟。

三、场地要求

室内团体心理辅导室。

四、人员准备

1. 一名工作人员讲解制作流程，把控现场活动。

2. 一名工作人员协调工艺老师的工作。

3. 多名工作人员为精神残疾人提供一对一的帮助。

五、道具准备

花泥，多种颜色的永生花，铁丝，胶枪。

六、程序设计

1. 工作人员介绍永生花，并展示样品图。

2. 工作人员给精神残疾人分发材料。

3. 工作人员带领精神残疾人整理枝干，根茎部分的长度可根据需要进行调节。

4. 用胶枪将永生花制作成自己想要的形状。

5. 将永生花的根部绕上铁丝，然后剪去多余部分。

6. 将铁丝插在花泥中，调整其摆放位置，要求整体美观。

7. 每位精神残疾人展示自己的作品，并给自己的永生花取一个名字。

8. 大家交流分享感受，工作人员进行总结归纳。

七、注意事项

1. 尊重精神残疾人的创造力和想象力。

2. 在过渡性职业技能的手工操作活动中，对于基础的手工活动不应该多次重复进行帮助，而要积极培养精神残疾人自己动手的能力。

活动启发

活动价值探讨

插花艺术。插花，就是把花插在瓶、盘、盆等容器里。所插的花材，或枝、或花、或叶，均不带根，只是植物的一部分。插花不是随便乱插，要根据一定的构思来选材，遵循一定的创作法则，最终展现一个优美的形体（造型），借此表达某种主题，传递感情和情趣，使人看后赏心悦目，获得精神上的愉悦。插花是中国的传统艺术，能满足人们的审美、情感等需求，也是一种日常娱乐。插花源于古人的爱花、种花、赏花、摘花、赠花、佩花、簪花等喜好。花束的花材有两种固定方法：一种是用细铁丝绑扎。每一枝花、每一片衬叶，都用缠有绿胶带的细铁丝缠好后再造型。另一种是用专用花托，内有花泥，将花按某种造型插入花托内，这种方法比较简便省事。通过具体的插花手工操作，精神残疾人又习得了一项新的技能。

永生之花。鲜花有期，肉体易朽。何谓永生？回顾历史长河，人类的生命是如此短暂。留给后世的是已逝先者的思想与精神、文化与智慧、事迹与传奇，人们只能在头脑当中触摸它们，体味"永生"：爱因斯坦用相对论丈量宇宙，弗洛伊德以精神分析解读人心，张骞开辟丝绸之路，哥伦布发现新大陆……他们的身体已经逝去，他们的价值永垂不朽。我们也终将汇入时光之海，成为历史中的一个泡影。如何能像永生的花朵一样永不凋零，也许我们已经有了答案。

活动案例反思

不织布为花托，五彩纽扣为花心，一枚枚色彩斑斓的小纽扣与精致剪裁的不织布花托巧妙地组合在一起，就变成了一朵朵有着无限"生机"的小花朵。利用纽扣、不织布和细铁丝，精神残疾人两两合作，饶有兴致地动手操作，有条不紊地完成一道道工序。他们拣取大小不同的纽扣，搭配上花瓣，穿入铁丝后拧紧，一朵美丽的不织布纽扣花就完成了。一朵、两朵、三朵……把制作好的花朵错落有致地插入花盆中，再配上枝叶，一束束鲜艳的花跃然眼前。不织布纽扣花束不同于鲜花，它的保存时间更长，如永生花般常年开放。"希望我自己也能永远保持活力。""希望我和家人能平安健康。"大家将永生花摆在一起，许下了心愿。

041. 不织布花环

一、活动目的

1. 帮助精神残疾人学会用针线缝制物品。

2. 帮助精神残疾人提升职业技能，为以后的正式就业打下基础。

二、时长要求

约 50 分钟。

三、场地要求

室内团体心理辅导室。

四、人员准备

1. 一名工作人员讲解制作步骤，把控活动流程。

2. 一名工作人员安排、协调手工老师的工作，准备样品示例图。

3. 多名工作人员给予精神残疾人一对一的帮助。

五、道具准备

不织布，丝带，树枝，剪刀，热熔胶，胶枪，白纸，笔，彩色珠子，不织布饰品的样品示例图。

六、程序设计

1. 手工老师给大家讲解不织布花环。

2. 手工老师带领精神残疾人学习裁剪、粘贴、编织等基础的手工操作。

3. 精神残疾人可以跟手工老师学习，也可以根据样品示例图自己制作。

4. 每位精神残疾人完成制作之后，展示自己的作品，并说一说自己在手工操作过程中遇到了哪些问题以及是如何解决的。

5. 精神残疾人交流分享感受，工作人员进行总结归纳。

七、注意事项

1. 在使用热熔胶时需要工作人员在旁边进行协助。

2. 应提前和工作人员沟通，让大家留意自己协助的精神残疾人有哪些长处，并请他们在总结时也谈一谈。

活动启发

活动价值探讨

缝纫技术。从养蚕、种棉到纺纱织布，从穿针引线到缝制衣服，是人类文明的一大进步。在五千年的中华文明史中，纺织技术和服饰文化格外艳丽夺目，与之密切相关的女红活计也有很悠久的历史。考古发现，一万八千年前的旧石器时代，山顶洞人已经使用骨针缝缀兽皮；距今七千多年的新石器时代，河姆渡人不但会使用骨针，而且会使用捻线和纺轮；四千多年前的良渚文化，则出现了麻线、绸片、丝线和丝带等原始的纺织品。穿针引线，是一项非常需要耐心的精细活动。小时候，我们的衣服破了，会让长辈帮忙修补。外婆戴着老花镜，对着光线，将线头穿过针孔，在衣服上缝缝补补。补好的衣服针脚又细又密，又可以穿了，成为"游子身上衣"的真实写照。

不织布制品。不织布又叫无纺布，具有防潮、透气、柔韧、质轻、不助燃、容易分解、无毒无刺激性、价格低廉、可循环利用等特点。不织布制品色彩丰富、颜色鲜艳、时尚环保、可爱逼真，可送礼表达心意，深受商家及消费者的喜爱，有很大的市场需求。

活动案例反思

制作台前的残疾人们跃跃欲试，先是拿起不织布的材料，运用折、粘、拼等手工技能，将零散打乱的材料组合成全新的图案。接下来他们用各种精细的缝制技术，划动剪刀，飞舞针线，经过近1小时的精心缝制，不织布背包的零部件已基本成型。缝制的过程，从手到心，带给他们触动和愉悦。用针线缝制的布艺作品不仅美丽实用，还能点缀日常生活，同时，缝制活动也训练了残疾人的职业技能。

042. 你的背包

一、活动目的

1. 让精神残疾人学会缝制拉链和制作小背包。

2. 提升精神残疾人的复杂手工活动实操技能。

二、时长要求

约 50 分钟。

三、场地要求

室内团体心理辅导室。

四、人员准备

1. 一名工作人员讲解制作步骤，主持活动流程。

2. 一名工作人员联系老师。

3. 一名工作人员准备材料。

4. 多名工作人员一对一帮助精神残疾人。

五、道具准备

多块布料，绳子，剪刀，拉链，针线。

六、程序设计

1. 工作人员宣布活动开始，并介绍缝制背包的指导老师。

2. 工作人员根据缝制老师的要求，给精神残疾人分发制作材料。

3. 精神残疾人在老师的指导下，学习制作一个小背包，并在背包上缝制好拉链。

4. 每位精神残疾人展示自己的小背包，并交流感想。

5. 工作人员进行总结归纳。

七、注意事项

1. 根据精神残疾人残疾程度的不同，可以划分不同层次水平的教学。

2. 工作人员要对针线活有一定的了解，能及时对遇到困难的精神残疾人给予解答和帮助。

活动启发

活动价值探讨

你的背包。陈奕迅有一首脍炙人口的歌，歌词唱道："那个背包，载满纪念品和患难，还有摩擦留下的图案……"不论是学生还是上班族，不论是男性还是女性，都需要背包。背包作为一项实用单品，有无限的市场潜力。培训残疾人缝制背包，能让他们抓住市场需求，为实现就业增加一些机会。

把充实和快乐背回家。有一份力所能及的工作，是多数残疾人的心愿，他们也希望自己的生活充实而有价值。学会制作实用的背包，能让他们发挥自己的创意，让自己的生活更快乐。

活动案例反思

不织布手工课堂分为两节课，第一节课程以"面"展开缝制，第二节课程以"体"展开缝制，精神残疾人要在课堂上学会安装拉链、背包带等配件。老师带着残疾人一起回顾了穿针、捏缝、塞布等流程。大家边看边学，每一步都小心翼翼，先缝里衬，再缝外布，最后将两者缝合起来，翻转一下，一只精美的背包就呈现出雏形了！最后再安装好背包带，一款手工不织布背包才算真正完成。虽然有些残疾人是初次制作手工包，经验不足，在缝制的过程中出现了一些失误，但是他们经过反复学习、修改，最后也完成了背包的制作。活动结束后，大家都心满意足地把快乐和骄傲"背回家"了。

模块 5 - 1：学习技能——视觉型

043. 刮刮乐

一、活动目的

1. 让精神残疾人体验刮刮画的乐趣。

2. 培养精神残疾人的视觉型审美，提高大家感知美的能力。

二、时长要求

约 30 分钟。

三、场地要求

室内室外皆可。

四、人员准备

1. 一名工作人员把控活动流程。

2. 一名工作人员提前了解制作过程，进行教学。

3. 一名工作人员准备材料。

4. 多名工作人员一对一帮扶精神残疾人。

五、道具准备

刮画纸，刮画笔。

六、程序设计

1. 工作人员分发材料，讲解刮画的操作方法。

2. 让大家一边听工作人员讲解一边自己刮画。主题可以自由发挥，也可由工作人员帮忙选定。

3. 给大家 15—20 分钟的时间继续完成刮画。

4. 每位精神残疾人展示自己完成的刮画图片。

5. 精神残疾人分享自己的创作感想。

6. 工作人员进行总结归纳。

七、注意事项

1. 根据精神残疾人残疾程度的不同，合理调整刮画的时间。

2. 在刮画过程中，注意精神残疾人对细节的描绘，看到细节处理不到位时要及时提醒他们。

活动启发

活动价值探讨

认识刮画。刮画又名刮蜡、刮美卡，是一种新型的绘画方式。刮画纸是一种双层艺术类纸品，上层主要为黑色，下层为彩色，刮去上层的黑色便露出下面的彩色。刮画色彩艳丽，对比强烈，有良好的视觉效果。除了用竹笔在刮画纸上绘画外，还可以用其他工具来作画，丰富画面的效果，比如牙签、用完墨水的圆珠笔、竹筷、回形针等等。尖的工具用来画细线条，能更好地表现细节；扁平的、有一定宽度的工具可以用来画粗犷的线条或者是画平面。画刮画能锻炼视觉搜索、选择、分配等能力，对精神残疾人来说是一项不错的练习。

视觉对比。此次活动属于视觉型的锻炼课程。大家可以想象一下，走在茫茫白雪中，突然看见前方有一面飘扬的五星红旗是什么感觉？航行在大海的无边黑夜里，突然看见前方灯塔闪着点点光芒是什么感觉？当我们注视相邻的明暗不同的色彩时，会感受到强烈的色彩对比，这种对比会让人的目光不由自主聚焦，不仅带来强烈的视觉效果，还能让人体验到新奇与快乐，这也正是刮画的视觉原理。

活动案例反思

此次活动的主题是"刮出你想说的话"。精神残疾人纷纷拿起手中的"魔法棒"（竹签笔），在画纸上学习刮擦的技巧。看到"黑纸"变成"彩色画"，大家都惊叹地说很神奇。有的精神残疾人越刮越来劲，直到将一整张画纸刮出色彩鲜明的方格图。有一位家属在画纸上画下了坐在对面认真作画的父子，有一位精神残疾人用手中的竹签笔在画纸上写道："希望我们每一位残疾人都能开心快乐度过每一天。"没过多久，多姿多彩的图画作品就如魔术般跃然纸上。每一位精神残疾人和家属都不约而同地在画中表达了对彼此的美好祝愿。

044. 数字油画

一、活动目的

1. 让精神残疾人完成一幅油画。

2. 通过作画，让精神残疾人减轻压力，放松身心。

二、时长要求

约 30 分钟。

三、场地要求

室内团体心理辅导室。

四、人员准备

1. 一名工作人员把控活动流程，讲解教学视频。

2. 一名工作人员提前准备材料。

3. 一名工作人员熟悉数字油画的操作过程，准备讲解稿。

4. 多名工作人员给精神残疾人提供一对一的帮助。

五、道具准备

丙烯颜料，画笔，数字油画原版。

六、程序设计

1. 工作人员分发材料，讲解数字油画的操作流程。

2. 精神残疾人根据数字油画原图，找到相应的颜料号，根据油画里的数字提示进行涂色。

3. 将涂色的作品晾干。

4. 在等待作品晾干时，精神残疾人交流分享感受。

5. 工作人员对大家的发言进行总结归纳。

七、注意事项

1. 丙烯颜料易干，不用时要及时将盖子盖上。

2. 需要涂色的地方很多且繁杂，要让大家在操作时保持良好的心态，不要急躁。

活动启发

活动价值探讨

数字油画。数字油画，用特殊工艺将画作加工成线条和数字符号，绘制者只要在标有号码的填色区内填上相应号码的颜料，就可以完成手绘。数字油画是学习绘画的基础项目，集休闲、装饰、馈赠、学习等功能于一身，它能使没有半点绘画基础的人很快绘制出一幅令人赞叹的画作，并享受绘画过程的无穷乐趣。数字油画并不是简单意义上的填涂，它的魅力在于，每个人都可以用自己独特的绘制方法来完成画作，运笔方式的不同使每幅画作都有独特的生命，也就是说，每幅画作都是独一无二的原创艺术品。

寓教于乐。最好的学习方式是什么呢？就是在娱乐与玩耍中来学习。会玩的人往往思维灵活，有许多古灵精怪的新奇想法。许多人喜欢画画，想尝试画画，但因为没有专业技术和工具，担心画不出自己满意的作品，就望而却步了。对精神残疾人来说，在轻松愉快的玩耍过程中，画出一幅幅原创的精美作品，不仅能提升他们对美的认识和追求，还能提升他们的自信，让他们积极学习新的技能。他们由此明白，生活不是枯燥无聊的，而是充满趣味的。

活动案例反思

在绘画的过程中，老师指导精神残疾人色彩要浓淡相宜，要注意涂抹的姿势，培养他们学习绘画的耐心。精神残疾人完全沉浸在自己的绘画世界里，龙猫、兔子、猴子……他们一点点勾勒出小动物的形象，建立自己的角色感知，丰富了自己的内心世界。碰到色彩繁复混乱、画板轮廓颜色以及数字看不清等问题，他们及时询问老师，解决了绘画中出现的种种问题，没有人因为困难而半路退缩。最终，他们都完成了一幅生动形象的数字油画作品。

045. 彩虹扎染

一、活动目的

1. 带领精神残疾人动手制作一件多彩的 T 恤。

2. 帮助精神残疾人在游戏活动中创造美、感受美。

二、时长要求

约 40 分钟。

三、场地要求

室内团体心理辅导室。

四、人员准备

1. 一名工作人员把控活动流程。

2. 一名工作人员准备材料。

3. 一名工作人员进行讲解。

4. 多名工作人员给精神残疾人提供一对一的帮助。

五、道具准备

白色 T 恤，橡皮筋，多种颜色的扎染颜料，清水，水盆，手套。

六、程序设计

1. 工作人员引入主题，让每位精神残疾人想一想，自己想要的 T 恤是什么颜色。

2. 工作人员分发材料，每位精神残疾人手中要有一件 T 恤、一盆清水、几根橡皮筋、一些颜料。

3. 先准备要染制的浅色纯棉布料，用清水清洗，脱水，使布料呈半干状态，准备上色。

4. 参考扎法和折法，用橡皮筋固定布料。

5. 戴上手套，把颜料摇匀后，滴在扎好的布料上，要确认颜料渗透到布料的折痕与褶皱内。

6. 滴染完成后，打开浅色棉衫，等待晾干。在等待的过程中，精神残疾人交流分享感受。

7. 工作人员进行归纳总结。

七、注意事项

1. 在滴染颜料的过程中，应启发精神残疾人注意色彩的搭配。

2. 晾干的过程不要操之过急，避免晾干后的颜色与想要的颜色不相符。

活动启发

活动价值探讨

了解扎染工艺。扎染古称扎缬、绞缬、夹缬或染缬，是中国民间传统而独特的染色工艺，用纱、线、绳等工具对织物进行扎、缝、缚、缀、夹等多种形式处理后进行染色。扎染有一百多种技法，各有特色。如其中的"卷上绞"，晕色丰富，变化自然，趣味无穷。使人惊奇的是，扎结花朵，即使有成千上万朵，染好后却不会出现相同的花朵。这种独特的手工艺效果，是机械印染工艺难以达到的。

锻炼视觉技能。色彩丰富的工作，能全面刺激视觉。研究表明，丰富的感官刺激可以让人的大脑发育得更好。鲜艳的颜色能带给精神残疾人视觉上的美妙体验。此次课程既是趣味的扎染体验学习，也是一场视觉盛宴。精神残疾人训练"视觉型"学习技能，收获的不仅是多姿多彩的手工艺品，更会受益终身。他们通过学习扎染，看到自己制作出的漂亮布料，看到自己手中孕育出的"奇迹"。"授人以鱼，不如授人以渔"，我们有必要探索不同类型的技能学习课程，帮助精神残疾人更好地回归社会。

活动案例反思

老师手把手地指导精神残疾人如何折叠，哪里要扎紧，怎样能扎出一朵花……讲解条纹扎法、圆圈扎法等等。讲解结束后，精神残疾人开始发挥自己的奇思妙想，以打结、折叠、夹扎等方法制作出形状各异的扎染T恤和帆布包。扎染的独特之处在于痕迹美。活动的最后一步是将他们的作品放进密封口袋，等到下一次活动时，在剪开捆扎绳的那一刻，见证奇迹。精神残疾人展开自己染过的衣服，看到有的花纹像小动物，有的像彩色的晚霞，纷纷称叹："这些花纹太好看了！"他们分享自己的作品，互相夸赞，大家都对自己的技术表示满意。

模块 5-2：学习技能——听觉型

046. 认识卡林巴

一、活动目的

1. 带领精神残疾人制作卡林巴。
2. 帮助听觉学习型精神残疾人在音乐中提高学习技能。

二、时长要求

约 50 分钟。

三、场地要求

室内团体心理辅导室。

四、人员准备

1. 一名工作人员讲解卡林巴的制作流程。
2. 一名工作人员邀请卡林巴弹奏老师。
3. 一名工作人员准备材料。
4. 多名工作人员在活动中给予精神残疾人一对一的帮助。

五、道具准备

箱体，压条，音枕棒，螺丝，弹片，螺丝刀，丙烯颜料，画笔。

六、程序设计

1. 工作人员引入主题，向大家介绍卡林巴的相关知识。
2. 工作人员分发材料，给大家讲解拼接步骤。
3. 准备好拇指琴配件和螺丝刀。
4. 让精神残疾人用丙烯颜料在箱体上画一幅画。
5. 让大家根据卡林巴的安装要求，定位琴键座。
6. 把压条放在弹片上，注意对齐箱体孔位。
7. 带领大家组合固定板，用螺丝刀拧好螺丝。
8. 带领大家安装螺丝和琴键。

9. 在卡林巴老师的指导下，让大家学会弹一首简单的乐曲。

10. 大家分享感受，工作人员进行总结归纳。

七、注意事项

1. 要帮助精神残疾人理清音枕棒的位置，避免出现排序错误。

2. 在使用螺丝刀安装时，提醒精神残疾人注意安全，必要时可由工作人员代劳。

活动启发

活动价值探讨

了解卡林巴。卡林巴也叫拇指琴，是一种具有民族特色的非洲乐器。因用拇指拨动琴体上的薄片（主要是木制的、竹制的，也有金属做的）而得名，卡林巴的弹奏和制作较为简单，但充满趣味。卡林巴主要用来伴唱，演奏的时候，要两手拿着琴体，然后用两只大拇指弹奏，当拇指按下再放开时，钢片便会振动而发出声音了。

听觉型锻炼。用手指轻轻拨动卡林巴，就能发出叮叮当当的清脆声音，记住这些声音的位置，再遵循一定的规律，叮叮当当就汇集成了动听的旋律。对于精神残疾人来说，以肢体记忆带动听觉，享受音乐，是一个轻松愉快的过程。学习一些简单的小乐曲，有助于他们放松心情。通过培训与锻炼，精神残疾人不仅学习了制作简易乐器，还能将其应用于生活和创业，一举多得。

活动案例反思

活动中，老师首先为精神残疾人详细讲解卡林巴的由来、制作方法和基本技巧。随后，精神残疾人按照老师教的要领，一步步安装拇指琴，还用笔刷和颜料，把奇思妙想画在小小的卡林巴上，定制一把自己专属的拇指琴。有的人在卡林巴上画了蓝色的天空，有的人画了小小的花朵，还有的人在小小的琴身上刻画了自己名字的艺术字。制作完卡林巴后，大家一起拨动琴片，体会弹奏卡林巴的喜悦。卡林巴上点缀着斑斓色彩，精神残疾人用自己的创意，把美术与音乐巧妙结合，动听的音符萦绕在大家的耳畔，美妙而空灵。

047．音乐图画

一、活动目的

1．让精神残疾人学会感受自己的内心世界。

2．让大家在音乐中得到放松和宣泄。

二、时长要求

约 40 分钟。

三、场地要求

室内团体心理辅导室。

四、人员准备

1．一名工作人员把控活动流程。

2．一名工作人员准备相关的乐曲以及其他材料。

五、道具准备

舒缓好听的音乐，画架，画板，画笔，颜料。

六、程序设计

1．工作人员给大家讲解音乐放松训练的相关历史，引入主题。

2．分发材料，每个人一个画架、一个画板、一些画笔和一些颜料。

3．给大家 20 分钟时间，让大家根据听到的音乐来绘画。工作人员要强调，画的东西要代表自己，在音乐中觉得自己是什么样，就把它画在画板上。

4．20 分钟后，大家依次上台介绍自己的作品，并说一说为什么画里的形象代表的是自己。

5．工作人员进行总结归纳。

七、注意事项

1．大家绘画的水平有差异，需要的时间有长有短，活动时长要根据具体情况进行弹性调节。

2．有些精神残疾人的作品可能缺乏逻辑性，工作人员在倾听时要从中找到关键词。

活动启发

活动价值探讨

艺术与想象。音乐与绘画，是我们常用的两种艺术表达方式。有时候，我们感到语言是苍白无力的。例如，脑海中突然闪过的场景，记忆中天马行空的梦境，观赏壮美山河时内心的触动，与他人交流时的默契感，等等。这些感受，往往是"此时无声胜有声"。那么，用什么样的方式，能够将这些触动表达出来呢？人类选择了艺术，艺术选择了人类。

每个人都是艺术家。狭义的艺术家，是大家公认的、在艺术领域有一定成就、具备专业性和权威性的一类人。他们能够将自己丰富的内心世界，通过艺术的方式呈现在人们的眼前和耳边。其实，每个人都是艺术家，每个人都具有艺术表达能力。关键在于，我们能否静下心来捕捉自己的感受。不信的话，我们可以进行尝试，跟着音乐，大胆想象，再跟着想象，大胆绘画。不要担心自己的绘画技能是否专业，只要尽力去感受、去描绘，再尝试将自己所画的故事分享给家人。

活动案例反思

听到雷声，画一道闪电，画一片乌云；听到海浪声，画一条波浪线，画一只海鸥；听到火车声，画一道铁轨，画一条长长的直线……用耳朵去感受音乐的旋律和节奏，想象听到声音时内心出现的画面，用绘画的形式大胆、自由地表达自己的感觉，用简单的话语表达内心的感受。活动中，老师选取了两段曲风完全不同的纯音乐，一段舒缓，一段轻快。精神残疾人闭上双眼，用心感受音乐的旋律，捕捉音乐中的细节。听第一首"阿尔法脑波音乐"的时候，精神残疾人大多想到的是大海、海鸥、蓝天、白云等画面，宁静而悠远。当听到"Sunny Jim"的时候，活动的气氛欢快起来，大家的画风变得明朗活泼，他们创作了"姐妹共舞""一家人郊游""情侣公园漫步"等作品……活动结束后，精神残疾人仍拿着手中的画作，细细回味音乐，欣赏与音乐匹配的画面。此次活动培养了精神残疾人学习的兴趣和激情，让他们感受音乐与美术的联系，重视自我感受的表现，注意视觉与听觉的协调活动。不同的音乐对人的心理会产生不同的影响，用音乐表达情感，也是一种很好的途径。

048．律动的手指

一、活动目的

1．带领精神残疾人学会手语操，并让他们能勇敢地在众人面前表演。

2．培养听觉型精神残疾人的学习能力。

二、时长要求

约60分钟。

三、场地要求

室内团体心理辅导室训练，室外表演。

四、人员准备

1．一名工作人员把控活动流程。

2．一名工作人员联系手语老师、摄影老师和表演场地。

3．多名工作人员负责精神残疾人出门的安全工作。

五、道具准备

音乐播放器，两种不同的队服，照相机。

六、程序设计

1．提前让手语老师设计两种手语操。

2．将精神残疾人分成两组。

3．两名工作人员分别带领一组精神残疾人学会一种手语操。

4．带领大家一起到室外表演，在群众面前大胆展示自己，摄影老师拍照记录。

5．手语操表演结束后，大家回到室内心理辅导室，看自己的表演照片，并谈一谈自己的感想和收获。

6．工作人员进行总结归纳。邀请摄影老师帮大家拍一张照片，合影留念。

七、注意事项

1．室外表演场地要空旷且安全。

2．如果有的精神残疾人不愿意外出表演，尽可能地鼓励他，并邀请他的家属和康复伙伴来陪伴。

3．此活动不适合状况较差的精神残疾人。

活动启发

活动价值探讨

手指的舞蹈。手指操主要针对人们日常生活中的具体健康问题而设计。锻炼手指对人的健康有着十分重要的作用，手指操具有消除疲劳、减轻精神负担、缓解紧张情绪的神奇功能。手指操被广泛运用于幼儿智力开发和老年人身体保健，有研究发现，手指操还能预防老年痴呆。

手指的语言。专业的手势语言有不同的含义。聋哑人交流使用的手语，特警官兵执行任务时用到的手语，都有不同的特定含义。此次活动的手语操和手语舞，配合音乐节奏，给大家传递着爱与美。手语操让大家锻炼手指的灵活程度，一方面能起到保健作用，另一方面还使活动充满趣味。

活动案例反思

"心要让你听见，爱要让你看见"，这节课程，精神残疾人在音乐的伴奏中，用一套优美动人的手语操，向我们传达了他们的心意。老师先给大家完整地演示了一遍，看完后精神残疾人都摇摇头："太快太难了，我们学不会的。"老师继续耐心地一遍遍地给精神残疾人示范，指导他们的动作。老师问大家："手语操看起来如何？""挺好看的。"有人回答。"那大家想不想学会？"在工作人员的引导和鼓励下，大家全身心地投入手语操的学习中，逐渐感受到了手语操的独特魅力。手势能够传达心意，有些话不用说出来，通过手势也能传达。短短30分钟后，精神残疾人向我们表演了一段充满温情的手语操，赢得了所有人的掌声。

模块 5-3：学习技能——动觉型

049. 心随手动

一、活动目的

1. 带领精神残疾人学会两三种简单的剪纸技艺。

2. 引导精神残疾人感受剪纸的乐趣。

二、时长要求

约 30 分钟。

三、场地要求

室内团体心理辅导室。

四、人员准备

1. 一名工作人员负责把控活动流程。

2. 一名工作人员邀请剪纸老师给大家讲解剪纸的步骤。

3. 多名工作人员给精神残疾人提供一对一的帮助。

五、道具准备

刻刀，垫板，剪刀，固体胶棒，双面胶，剪纸。

六、程序设计

1. 工作人员介绍剪纸在我国的悠久历史。

2. 工作人员分发材料，每人一把剪刀、一把刻刀、一些剪纸、一个垫板。

3. 请剪纸老师教大家剪出"福"字和一些好看的窗花。

4. 精神残疾人轮流展示自己的作品，和大家交流分享印象最深刻的是什么。

5. 工作人员进行总结归纳。

七、注意事项

1. 剪纸是精细活动，大家可能会操作不到位，工作人员要提供帮助。

2. 在剪纸过程中要注意安全。

3. 可以提供另外的一些样本图，让精神残疾人根据自己的喜好来剪。

4. 剪纸的尺寸要适合做贺卡，为后期贺卡的制作做准备。

活动启发

活动价值探讨

剪纸艺术。剪纸艺术是我国古老的民间艺术之一，作为一种镂空艺术，给人视觉上的透空感觉和美的享受。剪纸的样式有窗花、门笺、墙花、顶棚花、灯花等。每逢过节或喜庆日子，人们便将美丽鲜艳的剪纸贴在窗户、墙壁、门和灯笼上，节日的气氛也被烘托得更加热烈。剪纸艺术家用翻飞的剪刀在纸上雕花，他们胸中有画面，手下有乾坤，很快就能让一张简单的纸呈现出复杂的图案，可谓心灵手巧。

修剪人生。剪刀是生活中常见的物品，手一握，两个刀锋相交，就能把物品成功分割。花匠通过手中的大钳子，修剪、整理长歪的树枝；工人用手中的大剪刀，把遮住电线的多余枝叶除去。当我们面对一团乱麻的时候怎么办？有的人选择花大量的时间，尝试把它们解开。有的人喜欢快刀斩乱麻，一剪了事。有的人看破红尘疾苦，剪断长发，与青灯古佛为伍，"剪"，也有"了事"的意味在其中。人生也是一样，过度沉思往往容易引起负面情绪，学会去除杂念，将不必要的念想斩断，人生之路才能走得更坚定。

活动案例反思

活动时，大家围坐在圆桌周围，可以听见裁纸的沙沙声和剪刀放在桌上发出的声音。他们有条不紊地上下翻折着手中的彩纸，时而低头思考，时而拿起彩纸仔细地与图样比对，神情十分专注。其间，有部分精神残疾人还互相帮助，解决遇到的困难，气氛十分温馨。有的人尝试了两次，都不小心把彩纸剪坏了，但是他们并没有就此放弃。精神残疾人跟着老师的节奏一遍一遍学习，找出问题所在，逐个解决。过程是曲折的，结果是圆满的，每个人都剪出了独一无二的雪形窗花。看似简单的剪纸，真正操作起来却问题不断，但在解决问题的过程中，精神残疾人的动觉型学习技能得到了有效提升。

050. 不"纸"如此

一、活动目的

1. 带领大家学习制作 3D 立体卡纸。

2. 让大家在剪切卡纸的游戏中感受到轻松和喜悦。

二、时长要求

约 60 分钟。

三、场地要求

室内团体心理辅导室。

四、人员准备

1. 一名工作人员主持游戏流程。

2. 一名工作人员讲解 3D 立体卡纸的制作。

3. 多名工作人员在游戏活动中一对一帮助精神残疾人。

五、道具准备

彩色卡纸，剪刀，双面胶，彩色笔。

六、程序设计

1. 工作人员讲解什么是 3D 卡纸，展示一些 3D 卡纸作品。

2. 工作人员给大家分发材料，每个精神残疾人分到一些彩色卡纸、一把剪刀、一个双面胶。

3. 带领精神残疾人将纸沿着对角线折叠 3 次，并用剪刀剪出花的轮廓。

4. 在每一朵剪出来的花上，用笔画出花蕊并修饰花边，让花朵变得更加立体。

5. 将剪好的花朵剪掉一瓣，并用双面胶粘合。

6. 将花朵逐个粘贴到一起，并用绿色卡纸剪出绿叶，将绿叶黏贴在花边上。

7. 让每位精神残疾人展现自己完成的花朵立体卡纸，并谈一谈自己的感受。

8. 汇总展示大家的贺卡，工作人员进行归纳总结。

七、注意事项

1. 工作人员要熟悉活动步骤，避免在教学过程中手忙脚乱。

2．在裁剪过程中，工作人员要进行一对一的帮扶，帮助精神残疾人树立自信心。

3．立体卡纸的主题可以根据临近的节日来确定。

4．立体卡纸的大小应与贺卡的大小差不多，避免过大或过小。

活动启发

活动价值探讨

了解3D卡纸。在前面的活动中，学习的一般都是平面的剪纸和绘画技术。这次活动，在以前的基础之上，进一步让大家学习立体纸艺的制作技术。3D卡纸使用的仍然是二维平面卡纸，但是通过剪、刻、折叠等方式，能让这些艺术品真正站立起来，成为直观的可视可触摸的三维模型。这个活动也培养了精神残疾人的三维立体思维，让他们逐渐学习一些物理和几何的变化规律。

让思维动起来。大家应该都看过动画片吧，最早的动画是什么样的呢？是将一个动作分解成多个动作，画在纸上，然后让纸张联动，就像以前的小玩具画片那样。这是一个静态向动态转变的过程。生命也是这样，我们都说生命不息，奋斗不止。我们如果禁锢自己的思维，只会让自己止步不前。只有让思维动起来，让生命动起来，才能体验到活着是一个立体的、生动的过程。

活动案例反思

美丽的图案可以是静态的，也可以使它"活"起来。这一节课，精神残疾人在上一节课的基础上更进一步，通过切、刻等技术手法，将纸雕艺术与绘画艺术结合，制作出清新唯美的图案。活动中，精神残疾人与家属共同完成雕刻任务。他们和家属拿起刻刀，面对从未接触的领域，无从下手。万事开头难，学习雕刻虽然困难重重，但我们欣喜地听到有的精神残疾人这样说："学习一件新事物很有成就感，能感觉到自己的能力不断在提升"，"没想到离开了校园，我依然可以学习"……一个多小时后，他们和家属陆续完成了3D卡纸雕刻。

051. 快乐"哆来咪"

一、活动目的

1. 带领精神残疾人动手制作贺卡。

2. 让大家学会利用贺卡给家人和朋友送去祝福。

二、时长要求

约 30 分钟。

三、场地要求

室内团体心理辅导室。

四、人员准备

1. 一名工作人员把控活动流程，主持游戏。

2. 一名工作人员学习贺卡制作方法，进行讲解教学。

3. 多名工作人员给精神残疾人提供一对一的帮助。

五、道具准备

彩纸，彩色卡纸，双面胶，彩色笔，上两期活动制作的剪纸和立体卡纸，尺子。

六、程序设计

1. 工作人员引入活动主题：制作一张贺卡送给自己最爱的人。

2. 精神残疾人选择一张自己喜欢的卡纸，并将卡纸对折。

3. 用双面胶将上期制作的 3D 立体卡纸粘贴在卡纸的两侧。

4. 在恰当的位置将剪纸粘贴在卡纸内侧或外侧。

5. 在卡纸的另一侧，精神残疾人用自己喜欢的颜色画横线，在横线上写祝福语。

6. 可以在卡纸空白的地方画一些画。

7. 精神残疾人展示自己的贺卡，读出自己所写的祝福语。

8. 工作人员进行归纳总结。

七、注意事项

1. 准备的贺卡尺寸要有大有小，与各个精神残疾人前期制作的剪纸和立体卡纸的大小相吻合。

2. 在贺卡大体美观的基础上，不限制精神残疾人的自由发挥。

活动启发

活动价值探讨

赠人玫瑰。有一个美好的心愿，把它写在贺卡里送给朋友，不论过去多久，想起当时的一份感动，也会让人回味无穷。赠予与获得，都是传递希望的美好方式。此次活动，选择的是让大家互赠贺卡。赠贺卡，所赠之物看似朴素，但也蕴含着人心中的至真至善，是一种典型的具有仪式感的活动。

细嗅蔷薇。精细的手工活，需要的是匠人之心。什么是匠人之心？匠人也许外表粗犷，但是他们心无旁骛，能够全身心地投入，制作出精美的艺术品。精神残疾人也是如此，如果我们给他们贴上"异常""封闭"的标签，往往会忽视他们心中柔软的部分。通过制作和赠予手工贺卡，人们会明白，精神残疾人身上并不缺少善良与柔和。

活动案例反思

在此次活动中，精神残疾人继续把"活起来的"图案装进贺卡，送给自己最爱的人。有了前两节课程的初步学习，他们制作立体贺卡已经非常熟练。精神残疾人要继续学习如何运用剪纸和纸雕的技法，让平面贺卡立起来——合起来是普通贺卡，打开后呈现的是一个立体图案。他们还加上了有趣的创意，在贺卡空白处写下了真挚的话语，有的向家属表达了真诚的爱意。小冉说："谢谢父母一如既往地陪伴，人生不会停滞不前，我的生活也一样。"一句简单朴实的话，感动了在场的所有人，片刻间掌声雷动。

模块 6-1：社会实践——体验教育

052. 国家宝藏

一、活动目的

1. 带领精神残疾人走出家门，接触社会。

2. 带领精神残疾人走进博物馆，让他们感受历史。

二、时长要求

约 120 分钟。

三、场地要求

博物馆。

四、人员准备

1. 一名工作人员把控活动流程。

2. 一名工作人员联系导游和大巴车。

3. 一名工作人员负责拍照，记录大家的博物馆之行。

4. 两三名工作人员负责精神残疾人的出行安全。

五、道具准备

矿泉水，旅行帽，常见的药品，风油精，大巴车。

六、程序设计

1. 一名工作人员提前联系好导游，并在参观博物馆前一天联系精神残疾人家属，通知活动的具体时间和地点，叮嘱他们出门前要带好药物。

2. 在进博物馆之前，给精神残疾人布置一个任务：让他们在参观结束后，说一说此次活动中印象最深的是什么。

3. 在参观博物馆的时候，邀请导游讲解，请导游放慢讲解速度，给精神残疾人足够的思考时间。

4. 在参观博物馆时，要给予精神残疾人一定的休息时间。

5. 参观结束后，精神残疾人依次说一说令自己记忆深刻的是什么以及原因。

6. 工作人员进行总结归纳，与精神残疾人一起合影留念。

七、注意事项

1. 工作人员要提前联系好博物馆，并询问参观博物馆是否需要携带证件，是否有可以休息的场地。

2. 在联系家属时，要询问家属是否愿意一起前往，如果精神残疾人有熟悉的人在一旁陪伴，活动效果会更好。

活动启发

活动价值探讨

以史为镜。李世民曾在魏徵死后说："夫以铜为镜，可以正衣冠；以史为镜，可以知兴替；以人为镜，可以明得失。"中国上下五千年的灿烂历史和文明，积累了无数的文化宝藏。一部分文化宝藏，如今我们能在博物馆领略它们的风采。在博物馆认真观赏后，我们一定会有不同的感受。人类是如何一步步发展到今天的？人类在历史长河中，制造的工具、创造的艺术品等，都值得细细品味。带领精神残疾人参观博物馆，能够帮助他们了解辉煌的中华文明，拓展他们的视野和知识面。

格物致知。最早出自《礼记·大学》："致知在格物，物格而后知至。"意思是探究事物原理，从中获得智慧（或得到某种心得）。带领大家参观博物馆，也是希望大家能有收获。透过事物的表象看本质，对于有些精神残疾人来说，还具有一定的难度。但是，我们可以先从小事学起。学习有时候讲究"顿悟"，而顿悟是量变引起质变的结果。精神残疾人的康复活动也要不断积累，这样才能慢慢进步。

活动案例反思

在带领精神残疾人参观博物馆的过程中，我们特地邀请了博物馆暑期培训的一批儿童工作人员作为"小小讲解员"来讲解。小小讲解员的认真和朝气赢得了精神残疾人一次又一次的掌声，小小讲解员也在零距离、面对面为精神残疾人服务的过程中逐渐亲近他们。他们在参观活动中越走越近，心理距离越来越小。精神残疾人先后参观了南京江宁博物馆收藏的各类文物约2000余件，主要有西汉铜钫、西汉牛纽三足鼎、汉代大玉璧、汉代彩绘漆碗、东吴天册元年买地券、东吴佛像镜、东晋鸡首罐、蛙形水盂、宋代青釉瓷枕、元代铜权、明代琉璃建筑构件及大量铜镜、陶明器、玉器等。这些文物表明，这片土地上历代人民曾创造过辉煌的文明，精神残疾人更了解这里的历史和人文。这次活动也对他们进行了爱国主义教育和历史、艺术教育，让他们享受了丰盛的历史、文化和艺术盛宴。

053. 茶人茶语

一、活动目的

1. 让精神残疾人体验采茶、制茶，学习品茶。

2. 让精神残疾人体验劳动的乐趣。

二、时长要求

一天。

三、场地要求

室外茶场。

四、人员准备

1. 一名工作人员把控活动流程。

2. 一名工作人员联系大巴车、饭店、采茶场地和制茶厂。

3. 一名工作人员负责拍照，记录大家的采茶之行。

4. 多名工作人员负责精神残疾人的安全出行。

五、道具准备

旅行帽，常见的药品，风油精。

六、程序设计

1. 一名工作人员提前联系好采茶制茶的场地，并在前一天联系精神残疾人的家属，通知他们集合时间和地点，叮嘱他们出门前要带好药物。

2. 大巴司机出发，接精神残疾人到达指定地点。

3. 工作人员给精神残疾人讲解茶的悠久历史，以及采茶的基本要求。

4. 带领精神残疾人参观茶园，分发箩筐或桶，示范如何采茶。

5. 开始采茶，多名工作人员一对一地陪护精神残疾人，帮他们解决采茶过程中遇到的困难。

6. 中午，将大家采的茶汇总，组织工作人员和大家一起吃午饭。

7. 一起将采的茶带到农家茶坊，让精神残疾人亲身体验制茶过程。

8. 将制茶所得到的茶叶，平均分给每一位精神残疾人，让他们清洗一遍茶叶后，用开水冲泡。

9. 询问大家采茶、制茶以及品茶的感受。

10. 工作人员进行归纳总结，大家合影留念。

七、注意事项

1. 不要过于计较精神残疾人所采茶叶的成色和炒制茶叶的水平。

2. 工作人员必须看管到位，最好有家属陪伴。

3. 往返途中可以适当穿插一些有趣的互动小活动。

活动启发

活动价值探讨

知茶。中国有悠久的饮茶历史。陈宗懋主编的《中国茶经》把茶分为绿茶、红茶、青茶（乌龙茶）、白茶、黄茶、黑茶等几类。茶有降低胆固醇和降血压的作用，能降低心脑血管疾病的发病风险和死亡风险，有助于防治早老性痴呆，还能抗压力和抗焦虑，能提高免疫力等，具有多重养生功效。中国人喜欢饮茶，饮茶注重一个"品"字。来了客人，沏茶、敬茶的礼仪是必不可少的。

品茶。品茶讲究审茶、观茶、品茶三道程序。内行人一眼就能分出绿茶、红茶、花茶、青茶（乌龙茶）、黄茶、白茶、黑茶等不同的种类。更讲究的还可以分出"明前""雨前""龙井""雀舌"等类别。什么茶用多高温度的水，沏、冲、泡、煮，方法各不相同。茶叶一经冲泡后，形状就会发生很大的变化，几乎会恢复茶叶原本的自然状态。特别是一些名茶，嫩度高，芽叶成朵，在茶水中亭亭玉立，婀娜多姿；有的芽头肥壮，芽叶在茶水中上下沉浮，犹如旗枪林立。茶叶会徐徐展开，颜色逐渐由浅入深，因茶的种类不同而形成绿色、黄色、红色……

活动案例反思

到达茶场后，大家迫不及待地挎上小竹篓，按照"一芽一叶"的标准，小心地采摘每一片嫩叶，欢快地穿梭在一茬一茬的茶树之间。"不行，你这茶叶的叶子太大，老师说要采这种小芽儿的。"李阿姨一边采着茶叶一边指导旁边的马阿姨。"嘿，你们那片没茶叶了，到我这边来，这边多，全是嫩头。"刘叔叔热情地招呼着参加活动的其他精神残疾人。茶地里不仅飘散着鲜叶的清香，还传递着他们彼此关心的温情。忙碌的采茶活动结束后，更考验精神残疾人的是炒茶。炒茶要经过杀青、揉捻和干燥三个步骤。他们根据制茶师傅的指导，每个步骤都有条不紊地进行。操作最后一道工序的时候，精神残疾人一边翻炒，一边用手揉搓茶叶，炒锅中渐渐飘出茶叶的香气。闻到茶香味的精神残疾人十分激动，开心得像个孩子。倪叔叔兴奋地说："越干越来劲，一点都不觉得累。"一个半小时后，茶叶炒制成功。精神残疾人看着自己亲手采摘、炒制的茶叶，满脸洋溢着灿烂的笑容。泡上一杯刚刚亲手采摘、炒制的茶叶，他们和工作人员们举杯同庆，喜悦之情溢于言表。

054. 最美的风景

一、活动目的

1. 带领精神残疾人体验乡村风情。
2. 让精神残疾人在乡村之行中放松身体，愉悦心情。

二、时长要求

一天。

三、场地要求

室外游览，室内开展团体心理辅导。

四、人员准备

1. 一名工作人员把控活动流程。
2. 一名工作人员联系大巴车、饭店、导游。
3. 一名工作人员负责拍照，记录大家的乡村之行。
4. 一名工作人员开展团体心理辅导活动。

5. 多名工作人员负责精神残疾人的出行安全。

五、道具准备

旅行帽，矿泉水，风油精等。

六、程序设计

1. 一名工作人员在出行前一天联系精神残疾人的家属，通知他们具体的集合时间和地点，叮嘱他们出门前要带好药物。

2. 大巴车司机出发，接精神残疾人到达指定地点。

3. 在导游的带领下，大家一起参观美丽的乡村，合影留念。

4. 中午，精神残疾人和工作人员们一起在饭店吃午饭。

5. 吃完饭后，带领大家回到室内，开展团体心理辅导活动。

6. 开展主题为"忆乡情"的交流活动，询问大家刚才参观时，哪些事物让自己印象深刻，有没有想到自己小时候的一些故事。

7. 工作人员进行总结归纳。

七、注意事项

1. 选择天气适宜的日子出门。

2. 往返途中可以适当穿插一些有趣的互动小活动。

3. 在活动过程中要照顾好精神残疾人，确保他们安全。

4. 在分享活动感想时，工作人员要及时捕捉到大家想要表达的中心思想。

活动启发

活动价值探讨

看乡土自然。我国古代有无数歌颂山水田园的诗篇，诗人们描述乡村景色有"稻花香里说丰年，听取蛙声一片"，"鹅湖山下稻粱肥，豚栅鸡栖对掩扉"，"棠梨花开社酒浓，南村北村鼓冬冬"，还有"榆柳荫后檐，桃李罗堂前。暧暧远人村，依依墟里烟。狗吠深巷中，鸡鸣桑树颠。户庭无尘杂，虚室有余闲"……人们在大自然的怀抱里，时而忙碌，时而闲适；时而欢闹，时而静谧。回归自然，方得始终。

忆风土人情。中国地广人多，五十六个民族有不同的民俗文化，不同的地域有不同的生活习惯，南方北方也有差异。此次活动带领精神残疾人来到乡村，带大家看风景、看风俗，感受乡村的变化，体会不同的地域文化，让大家领悟"和而不同"的境界。不同地域、不同民族的人和谐地生活在中华大地上，这才是真正的和谐。

活动案例反思

群山环抱，树木葱茏，渐渐沥沥的小雨给此次乡村之旅增添了几分浪漫色彩。大家漫步在"农家美食风情街"，感受乡村经济的发展；在"炒茶坊"再次零距离接触制茶，闻到茶坊弥漫的芳香；在"黄龙大茶馆"喝茶，享受"胸无尘俗思"的慢生活；最后漫步在"云龙亭"旁，看潭水泛起涟漪，云雾缭绕。走着走着，雨渐渐停了，阳光慢慢显露。一路走来，精神残疾人体验了美丽乡村黄龙岘的茶文化，感受到黄龙岘的生态变化，大家心情舒畅，丝毫不觉疲惫。"绿水青山，就是金山银山"，黄龙岘的自然和人文景观给精神残疾人留下了难忘的印象。

055. 红色足迹

一、活动目的

1. 带领精神残疾人游览红色旅游景点。

2. 培养精神残疾人的爱国心和民族情。

二、时长要求

一天。

三、场地要求

室外游览，室内开展团体心理辅导。

四、人员准备

1. 一名工作人员把控活动流程。

2. 一名工作人员联系大巴车、红色景区、导游、饭店等。

3. 一名工作人员负责拍照，记录大家的红色景区之行。

4. 一名工作人员开展团体心理辅导活动。

5. 多名工作人员负责精神残疾人的出行安全。

五、道具准备

旅行帽，矿泉水，风油精等。

六、程序设计

1. 一名工作人员在出行前一天联系精神残疾人的家属，通知他们集合的时间和地点，叮嘱他们出门前要带好药物。

2. 大巴车司机出发，接精神残疾人到达指定地点。

3. 在导游的带领下，大家一起参观红色景区并合影留念。

4. 中午，精神残疾人和工作人员们一起在饭店吃午饭。

5. 吃完饭后，带领大家回到室内，开展团体心理辅导活动。

6. 开展主题为"我的中国心"的交流活动，询问大家在参观红色景区时，哪些事物让自己印象深刻，有没有发生在自己身上的红色故事愿意和大家分享。

7. 工作人员进行总结归纳。

七、注意事项

1. 选择天气适宜的日子出门。

2. 往返途中可以适当穿插一些有趣的互动小活动。

3. 导游要放慢讲解速度，照顾精神残疾人的能力和情绪。

4. 工作人员要照顾好精神残疾人，确保他们安全。

活动启发

活动价值探讨

红色之路。红色有什么含义？对中国人民而言，红色是近代史的颜色，是无数为国捐躯先烈的鲜血；是长征之路的颜色，是革命先辈们不屈的精神。历史上没有哪个民族像中华民族一样，经历过将要亡国的危险，又破而后立，获得重生。不可忽视的是，也没有哪个民族像我们一样，有着全民族的代际创伤。经历一代代的传递，对战争年代的记忆，仍然镌刻在人们的骨子里。为什么阅兵仪式那么严肃整齐，一年比一年壮观丰富，我们看到却忍不住有想哭的冲动？为什么有的老人提起年轻时经历的事，仍然潸然泪下，而子女们也跟着体验到内心的痛？这些，可能都是代际创伤。我们必须记得，那个年代挣扎着的人们所受过的苦。创伤一定不好吗？不，有创伤才有治愈的可能，不经历苦难就无法获得深刻的自我认识。这，就是游览红色景区的意义所在。

爱国之情。爱国情怀，是一种伟大的感情。在美国心理学家卡特尔的人格理论中，爱国情操在人格中具有动力特质。所谓动力，是因为它能驱动人们的行为。有了爱国心，才有了爱国的行为。培养精神残疾人的爱国之情，让他们明白要爱国家，爱自己，爱护周围的人们，爱祖国的山山水水、一草一木，进而帮助他们回归生活，努力成为对社会有价值的人。

活动案例反思

活动中，工作人员首先带领精神残疾人参观了红军纪念馆。大家怀着无比崇敬的心情聆听、感悟先烈们的英勇事迹，通过观看一张张珍贵的老相片、一件件革命前辈们用过的物品，再次重温了那段光辉的历史。革命先烈们为国家民族的解放不畏艰难、牺牲一切的伟大品格深深感动了大家。"故事非常感人，我非常敬佩他们。"小辉说。"是的，很难想象，如果换成我，不知道在当时的情况下会怎么做。"小吴说。讲解老师笑着告诉大家："有这份心，就已经足够了！大家要珍惜现在和平年代的幸福生活。"

模块 6-2：社会实践——公益服务

056. 爱心斑马线

一、活动目的

1. 带领精神残疾人走出生活的"封闭圈"。
2. 进一步增强精神残疾人的交通安全意识和社会适应性。

二、时长要求

约 60 分钟。

三、场地要求

交通路口。

四、人员准备

1. 一名工作人员把控活动流程。

2. 一名工作人员提前与交警队做好对接工作。

3. 一名工作人员负责拍照，记录大家的交通文明劝导之行。

4. 多名工作人员负责精神残疾人的出行安全。

五、道具准备

矿泉水，交通志愿者服装（和帽子），劝导旗，白手套，风油精等。

六、程序设计

1. 工作人员通知精神残疾人集合的时间和地点。

2. 工作人员将精神残疾人分配在路口的不同位置，并安排专人和家属一同陪护。

3. 开展交通文明劝导活动，工作人员抓拍一些活动照片。

4. 回到路边广场（休息处），询问大家在交通文明劝导活动中，有哪些事件让自己印象深刻，向大家展示所拍图片。

5. 工作人员进行总结归纳，强调安全出行的重要性。

七、注意事项

1. 根据精神残疾人的残疾程度，判定是否可以出门进行交通文明疏导。

2. 在活动过程中要照顾好精神残疾人，确保他们的安全。

3. 建议家属陪同出行。

活动启发

活动价值探讨

体验交通指挥的角色。交警，在我们心目中是什么样的形象？他们穿着鲜亮的交警服，站在车流穿行的道路中间，风雨无阻，烈日无惧，以手势、哨子和大嗓门指挥交通，让来往的车辆与行人有序通行。在早晚高峰期，交警进行交通疏导，能减少交通拥堵，让人们出行顺利。体验这样的角色是一种什么感觉？大家可以自行想象。为精神残疾人提供这样的体验，能让他们了解交通知识，增强安全意识。

回归真实秩序的生活。精神残疾人学习了交通知识，在实际出行时，可能会碰到一些预料之外的情况。如果有足够的经验，他们就能灵活判断，及时应对。活动的目的是让精神残疾人能够在真实生活中处理各种情况，体验社会秩序，做到沉着冷静，逐渐内化这样的适应能力，做到"心中有数"，最终成为自己人生的指挥官。

活动案例反思

对于行人来说，他们一定想不到，今天负责指挥交通的，是一群精神残疾人。他们在交警的管理协助下，认真地挥舞着手臂，端正地站着，表情是那么严肃。人们把他们当成真正的交通"指挥官"。对于他们是否能完成任务，我们曾心有疑虑。然而，他们完成得很好，还获得了交警的表扬和鼓励。精神残疾人自己也说："站在那儿，不论是否紧张，都得有个真正的交警的样子。""先不管动作做得好不好，我先把气势拿出来，没想到还行。""其实我以前就幻想过自己能成为一名真正的交警，今天我的梦想实现了！"

057. 绿色心"晴"

一、活动目的

1. 带领精神残疾人熬绿豆汤。

2. 将熬好的绿豆汤送给在烈日下辛勤工作的劳动者。

二、时长要求

约 100 分钟。

三、场地要求

室内熬绿豆汤，室外分发绿豆汤。

四、人员准备

1. 一名工作人员把控活动流程。

2. 一名工作人员联系面包车、交警、环卫工、快递员、可供熬绿豆汤的厨房。

3. 一名工作人员提前准备材料，浸泡好绿豆。

五、道具准备

矿泉水，遮阳帽，汤桶，一次性杯子，风油精等。

六、程序设计

1. 工作人员通知精神残疾人及其家属在指定的时间和地点集合。

2. 将精神残疾人分组，让他们分别负责环卫组、交警组和快递组。

3. 工作人员分发泡好的绿豆，教精神残疾人熬绿豆汤。

4. 将熬好的绿豆汤冷却一会儿，然后盛到汤桶内。

5. 精神残疾人分三组坐上面包车，带上装有绿豆汤的汤桶和一次性杯子出发。

6. 精神残疾人将汤桶里的绿豆汤分发给快递小哥、交警和环卫工人。

7. 回到心理辅导室之后，工作人员询问大家在活动中有些什么感受。

8. 工作人员进行总结归纳。

七、注意事项

1. 让精神残疾人在熬绿豆汤的过程中要小心，不要被水蒸气烫到。

2. 天气炎热，要保证精神残疾人的安全，身体素质不佳的精神残疾人不适合参加这项活动。

活动启发

活动价值探讨

绿豆汤。大家知道，绿豆汤是以绿豆为主要食材熬成的汤，具有清热解毒、止渴消暑的功效。绿豆营养价值十分丰富，每100克绿豆含蛋白质22.1克，脂肪0.8克，碳水化合物59克，粗纤维4.2克，钙49毫克，磷268毫克，铁3.2毫克，胡萝卜素1.8毫克，维生素$B_1$0.52毫克，维生素$B_2$0.12毫克，烟酸1.8毫克。人们夏天常喝绿豆汤，教会精神残疾人熬绿豆汤，他们就可以自己在家熬制，给家人带来快乐。

送清凉。南京的夏天很炎热，号称"火炉"。每年夏天，直逼40℃的高温让户外作业的人们更加辛苦。上班族可以躲进空调房享受清凉，但环卫工人、交警和快递小哥等人还在顶着烈日工作。如果能给他们送去一杯清凉解暑的绿豆汤，也许能让大家的好心情像湖面上的水波一样，层层传递出去。

活动案例反思

精神残疾人集合完毕之后，分为环卫组、交警组和快递组。等环卫大叔在路边歇息修整时，负责环卫组的精神残疾人向他们走去。精神残疾人先向大叔介绍了自己，然后说明来意："大叔，今天很热吧，您辛苦了，这是我们给您准备的免费绿豆汤，来一杯吧！"大叔愣了一下，随即非常开心地笑了。"谢谢你们！"腼腆的大叔不住地道谢，喝完绿豆汤，跟精神残疾人聊了几句天，他又向下一条马路走去。"我觉得瘦小的大叔看起来非常伟岸。"小庆说出了大家的心声。其他几组人也顺利送出了绿豆汤。"做好事的感觉非常棒！"这是活动结束后，大家共同的感受。

058. 环保，I do

一、活动目的

1. 带领精神残疾人学习垃圾分类知识。

2. 鼓励精神残疾人成为垃圾分类的义务宣传员。

二、时长要求

约 100 分钟。

三、场地要求

室内做标语，室外宣传。

四、人员准备

1. 一名工作人员把控活动流程。

2. 一名工作人员联系活动场地。

3. 一名工作人员提前准备相应的材料。

4. 一名工作人员帮忙制作宣传标语。

5. 多名工作人员在活动期间与家属一起照看好精神残疾人。

五、道具准备

卡纸，彩色笔，大巴车，垃圾分类科普小册子，活动棚。

六、程序设计

1. 工作人员要求每一位精神残疾人先想好一个标语，要求脍炙人口，并要写下垃圾分类知识。

2. 要求精神残疾人在活动之前回顾关于"四色桶"的垃圾分类知识。

3. 工作人员分发材料，每个精神残疾人分发一张大卡纸、一些彩色笔。

4. 精神残疾人将自己想好的宣传标语用彩色笔绘制到卡纸上。

5. 工作人员带领精神残疾人来到附近广场，搭上活动棚。

6. 工作人员带领精神残疾人，在适当的位置摆出自己制作的活动标语。

7. 精神残疾人向来往的路人讲解什么是垃圾分类、垃圾分类的意义等，并向路人派发宣传单。

8. 回到心理辅导室，大家交流分享感受。

9. 工作人员进行总结归纳。

七、注意事项

1. 选择天气适宜的日子开展活动。

2. 在制作卡纸时，做出来的标语应简单、美观。

3. 精神残疾人自己了解的垃圾分类知识可能不够全面，需要工作人员进行补充。

活动启发

活动价值探讨

垃圾分类，从我做起。在之前的活动中，精神残疾人已经通过一些游戏和学习，了解了垃圾分类的相关内容。知识只学不用就不能巩固。此次活动，带领精神残疾人来到广场，给垃圾桶贴上自己想出来的宣传标语，让他们与路人交流，以自己的实际行动向大众推广垃圾分类知识，宣传垃圾分类的理念。

人际沟通，勇敢迈步。让精神残疾人与行人交流，是锻炼他们的沟通能力和胆量的有效方式。当他们掌握垃圾分类知识，向路人宣传垃圾分类的时候，路人会对他们表示赞许和感谢，他们也会更加自信。

活动案例反思

工作人员带领精神残疾人来到街边搭活动棚的场地，大家认真地将自己做好的宣传标语贴在了相应的垃圾桶旁。在工作人员的鼓励下，精神残疾人主动与行人进行交流。有的大爷大妈主动过来问："你们这是在办什么活动？"工作人员鼓励精神残疾人向大爷大妈讲解垃圾分类知识，并且向他们提问："您知道大棒骨应该扔进哪个垃圾桶吗？""大棒骨？厨余垃圾呗。"有大爷回答。小王自豪地说："大爷，大棒骨应该是干垃圾，因为大棒骨不容易腐烂。"沟通多了，精神残疾人表现得越来越自如，有的还能主动跟路人聊天。他们的表现让一旁的工作人员和家属们都很欣慰。

059. 和"木"相处

一、活动目的

1. 带领精神残疾人和家属一起种植一棵树，许下一个心愿。

2. 为周边环境的绿化做出一点贡献。

二、时长要求

约两个小时。

三、场地要求

室外绿地。

四、人员准备

1. 一名工作人员把控活动流程。

2. 一名工作人员联系种树的地点，了解种树的步骤。

3. 一名工作人员准备树苗和工具等。

4. 多名工作人员给精神残疾人提供一对一的帮助。

5. 一名工作人员给大家拍照。

五、道具准备

树苗，锄头，水桶，水，细土，卡纸，笔。

六、程序设计

1. 提前一天通知精神残疾人及其家属集合的时间和地点。

2. 工作人员向精神残疾人分发小树苗以及锄头、桶等种植工具。

3. 一名工作人员带领精神残疾人家属用锄头先挖一个树坑出来。

4. 精神残疾人与家属一起，一人放正树，一人填细土。

5. 细土填至树坑的二分之一处时，轻提树苗，使树根自然舒展。

6. 工作人员带领精神残疾人将土压实，浇水。

7. 精神残疾人及家属在卡纸上写下自己的愿望，并将卡纸挂在自己种植的树苗上，工作人员拍照留作纪念。

8. 工作人员带领大家回到室内团体心理辅导室，精神残疾人交流分享感想。

9. 工作人员总结活动中大家的优点和不足之处，并鼓励大家。

七、注意事项

1. 选择天气适宜的日子出门。

2. 挖坑具有一定的危险性，可由工作人员及精神残疾人家属来完成。

活动启发

活动价值探讨

快乐植树。每年的 3 月 12 日是植树节，学生团体和社会组织等一般会组织大家进行公益种植活动。大家带着水桶、铁锹和小树苗，在地上挖出种植坑，将小树苗放进去，再培土、浇水。过段时间去看，小树可能已经吸收土壤的养分，在正常生长了。带领精神残疾人种树，可以为公益和环保做点贡献，还能培养他们对大自然的热爱，让他们掌握一定的栽种知识和技能。

坚强成长。一株小树苗有多脆弱？可能轻易就被折断。一株小树苗有多顽强？可以从岩石缝中伸出枝丫，在人间经历几百年的光景。绝大多数植物可以进行光合作用，合成有机物，贮存能量并释放氧气。它们默默站立于天地间，为万物的生长提供支撑。人的成长就像树一样，会经历风雨，会经历坎坷和挫折，而这会让我们更加坚韧不拔。

活动案例反思

来参加植树活动的家庭比我们预想的要多一些，家属们说："平常也没有机会为环保和公益尽一份力。今天正好有机会，我们还是愿意来参加的。"有些康复程度较好的精神残疾人，知道如何挖坑、栽种和培土，忙完了自己的，还会抽空帮助其他人。种好小树苗以后，大家拍了一张合影。小远说："过段时间，我一定要再来看看它们。自己种的树，想知道它们长得好不好。如果它们长得好，我的心情也会好起来。"

第四部分　心理功能修复

认知思维

情绪识别

人际互动

环境适应

模块 7-1：认知思维——注意

060. 一号目标

一、活动目的

提升精神残疾人的注意广度。

二、时长要求

约 30 分钟。

三、场地要求

室内团体心理辅导室。

四、人员准备

1. 一名工作人员把控活动流程。

2. 一名工作人员准备几段文字，或者根据任务来编写，并在游戏活动中朗读。

3. 一名工作人员提前准备其他材料。

五、道具准备

两至三段文字（每段文字中要有颜色词和数量词），不同颜色的小珠子，一次性水杯，筷子。

六、程序设计

1. 精神残疾人坐成一圈，工作人员分发材料，每人一个装了彩珠的一次性塑料水杯、一双筷子、一只空的塑料水杯。

2. 工作人员开始读文字，听到数量词时，精神残疾人彼此之间互相击掌。听到颜色词时，他们要夹起相应颜色的珠子放入空水杯中。

3. 询问大家，在活动中拍了几次掌，夹起的彩珠一共有几种颜色，每种颜色有几个。

4. 精神残疾人交流分享感受，工作人员进行总结归纳。

七、注意事项

1. 在朗读时，要注意口齿清晰、朗读标准，让精神残疾人听得清。
2. 注意关键词的停顿，给精神残疾人一个缓冲的时间。
3. 两至三段文字中，数量词和颜色词的难度需要逐步提升。

活动启发

活动价值探讨

学会设定目标。我们经常给自己定目标，小到每天的目标，大到人生的目标。有的人计划性较强，每天计划好自己应该完成的事，他们往往效率比较高，做事比较有条理。有了目标，我们才有行动的方向。为精神残疾人设计这个活动，是为了让他们学会树立目标，做事情保持行动和目标相一致，让自己的生活更有计划性。

提升注意广度。注意广度也叫注意范围，指在同一时间内能清楚地把握对象的数量。注意广度不是没有限度的，成人一般能把握8—9个黑色圆点，把握4—6个没有联系的外文字母，以及4—5个没有联系的汉字。在活动中，精神残疾人需要听句子，找出句子中的数量词和颜色词，还要根据听到的关键词，判断自己应该击掌还是将目标颜色的珠子找出来放入空水杯中。随着活动的升级，句子中的数量词和颜色词也逐步增多，在训练的过程中，精神残疾人的注意广度需要逐步提升，才能做出正确的击掌动作或找到目标颜色的珠子。注意广度在实践中有很重要的意义。注意广度的扩大，有助于人们在相同的时间内输入更多的信息，提高工作效率，还能使人更好地适应周围的世界。

活动案例反思

精神残疾人整体的反应能力比普通人要稍微慢一些。因此，老师和工作人员要适当放慢说话的语速，给他们一定的反应时间。在活动中，随着难度的增加，阿木和阿圆会忘记自己击过几次掌，工作人员给予他们一定的鼓励和帮助。小吴最开始判断不出自己应该是击掌还是挑出珠子，在工作人员的提示下，他开始模仿其他人的动作，到第三次的时候，他已经可以自己判断了。一开始，大家找珠子的能力还不错，基本上能较好地将目标颜色的珠子一次性挑出来。随着活动难度的升级，大家需要的反应时间也变长了。随着训练次数的增加，大家较好地完成了任务。

061．天女散花

一、活动目的

提高精神残疾人的注意稳定性。

二、时长要求

约 30 分钟。

三、场地要求

室内团体心理辅导室。

四、人员准备

1. 一名工作人员把控活动流程，讲解游戏规则。

2. 一名工作人员负责计数。

五、道具准备

一个凹型圆盘，一把不同颜色的彩珠，一次性水杯。

六、程序设计

1. 精神残疾人坐成一圈，工作人员准备好圆盘和装有彩珠的一次性水杯，开始活动。

2. 精神残疾人依次从塑料杯中倒一些不同颜色的彩珠到凹型盘里。

3. 工作人员数五秒过后，撤走凹型盘，并询问大家：有几种颜色的珠子？每种颜色的珠子各有几颗？活动难度逐渐升级，要求精神残疾人能保持注意力 10 秒、20 秒直到 40 秒，并让他们尝试记住更多的珠子颜色和数量。

4. 精神残疾人回答问题后，工作人员要及时答复是否正确，并鼓励他们。

5. 精神残疾人交流分享活动感受。

6. 工作人员进行总结归纳。

七、注意事项

1. 提前和精神残疾人沟通，告诉他们倒出的彩珠不能太少。

2. 有些精神残疾人会记不全彩珠，工作人员应该帮助他们"解围"，给予他们鼓励。

3. 此次活动的目的不是考察精神残疾人的记忆力，而是注意的稳定性。要让大家尽可能地保持注意力，记住更多的内容。

活动启发

活动价值探讨

提升注意的稳定性。注意的稳定性是指在同一对象或同一活动上的注意持续时间。狭义的注意稳定性是指注意保持在同一对象上的时间，广义的注意稳定性是指注意保持在同一活动上的时间。此次活动中，精神残疾人要在一定时间内保持注意力，才能完成回答问题的任务。需要注意的是，注意本身会有起伏，短时间内注意会周期性地不随意跳跃，普通人注意的起伏周期为2—3秒至12秒，平均约为8—10秒。注意周期性的短暂变化，我们主观上是觉察不到的，并不影响许多种活动的效率。

理解记忆与注意。我们需要记住的信息，只有得到注意，才能进入短时记忆和长时记忆中，否则就可能被遗忘。此次活动要求精神残疾人在一定时间内能尽可能多地记住珠子的颜色和数量，这样他们就需要在这个过程中尽量集中注意力。如果思绪过多、杂念过多，注意力难以集中，也会相应地影响他们记忆的质量。当然，精神残疾人在注意和记忆方面都需要一定的训练，根据个人精神状态的不同，对他们的要求也要有区别。

活动案例反思

此项活动，精神残疾人可能会感到枯燥和不耐烦，因为他们中有的人已经习惯了思绪过多或是思维贫乏。就算是普通人，在记忆信息时也可能会不耐烦。因此，心理老师在活动中应包容、理解精神残疾人，给予他们更多的支持与鼓励。在活动中，不用过度苛求他们记忆的清晰和正确，应尽量让他们将注意力集中在一件事情上。小芳记对了珠子的数量，却将颜色记错了。小彩的记忆功能恢复得不是很好，她需要更多的时间，时间短了她就会慌乱，常常连一个颜色都记不住。心理老师及时带领大家一起鼓励她，避免她因压力过大而沮丧，最终她也有了不错的表现。

062. 大家来找碴

一、活动目的

训练精神残疾人注意转移的能力。

二、时长要求

约30分钟。

三、场地要求

室内团体心理辅导室。

四、人员准备

1. 一名工作人员把控流程，主持游戏活动。

2. 一名工作人员展示不同的图片。

3. 一名工作人员统计红绿便利贴。

五、道具准备

10—15对图片，画板支架，计时器，红色和绿色便利贴，抢答器。

六、程序设计

1. 工作人员把精神残疾人分成红色组和绿色组两组，每名精神残疾人手中有相对应颜色的便利贴。

2. 工作人员在画架上展示两幅图片，请精神残疾人在90秒内找出这两幅图片的5个不同之处，要求按抢答器来抢答。

3. 精神残疾人找出一个不同时，要将手中的便利贴贴上去。

4. 找不同的环节结束后，工作人员要请精神残疾人解释有哪些不同，并给他们指出其他的没有找到的不同。

5. 工作人员统计便利贴，看红色组和绿色组哪一方取得了胜利。

6. 请精神残疾人交流分享感受，工作人员进行总结归纳。

七、注意事项

1. 找不同的图片，要注意把握难度，不能太简单，也不能太难，太难的图片容易打击精神残疾人的自信心。

2. 在抢答过程中，气氛可适当紧张，但不要太激烈，不能给精神残疾人太大的精神压力。

活动启发

活动价值探讨

提升注意的转移性。注意转移是指有目的、及时地把注意从一个对象转移到另一个对象。万事开头难的原因之一，就是因为已经开始新工作了，但注意还没有转移，这是"分心"的另一种表现。注意的转移也能体现一个人的灵活程度。有的人能够快速在不同的任务作业之间切换注意力，上课就想上课的事，下课就轻松地玩耍，有的人则上课了还在想下课如何玩耍。有的精神残疾人，当你坐在他们面前时，他们似乎注意不到你，而是盯着其他的地方看，这也是注意还没有转移的一种表现。

学会发现不同。两幅看起来一样的画，它们真的一模一样吗？"大家来找碴"这样的游戏问世以来，被应用到各种综艺和游戏活动中。简单的找碴游戏，也需要我们能够打破思维定式，努力辨别两幅图画，寻找细节的不同。这样的游戏，不仅能训练我们注意的灵活程度，还能提高我们的细节辨认能力。同时，我们要学会发现生活中的不同，不能总是以同样的眼光来看待问题。

活动案例反思

活动开始前，心理老师把精神残疾人分成两组，每组有五人。在10分钟内，五名成员要依次看完五幅图片，并根据提供的原图找到不同。在活动过程中，有些精神残疾人对图片的敏感性高，很快就找到了不同。有些精神残疾人已经找完了，但还不确定，于是继续寻找。活动结束后，我们邀请两组看相同图片的组员回答自己找到的几处不同。在第一轮答案揭晓的过程中，第一组的组员说自己找到了三个不同的地方，第二组看同样图片的组员却找到了四个不同的地方，第一组的组员问："你怎么比我多找到一个地方？还有哪个地方？"第二组的组员解释后，第一组的组员恍然大悟："哦！原来还有这个地方我没有看到。"答案揭晓后，大家时而恍然大悟，时而遗憾拍腿，时而为自己鼓掌，气氛十分活跃。

063. 猫捉老鼠

一、活动目的

训练精神残疾人的注意分配能力。

二、时长要求

约 30 分钟。

三、场地要求

室内团体心理辅导室。

四、人员准备

1. 一名工作人员把控活动流程，主持游戏。

2. 一名工作人员朗读带有关键词的游戏故事。

五、道具准备

带有关键词的故事。

六、程序设计

1. 工作人员将精神残疾人分组，每组 4—6 个人。

2. 工作人员向精神残疾人讲解游戏规则：请所有成员手拉手围成一个大圈，先伸出左手，掌心向下，再伸出右手，食指朝上，再把左手放在左边同伴的右手食指上。在听到关键词后，左手要迅速抓住左边同伴的右手，右手要迅速躲避右边同伴的左手。

3. 工作人员朗读带有关键词的故事，开始活动。

4. 活动结束后，精神残疾人交流分享感受。

5. 工作人员进行总结归纳。

七、注意事项

1. 故事的选择要从易到难。开始时，关键词可能明显且数量少，然后关键词逐渐增多，还可以添加更多的谐音词。

2. 朗读故事时，要注意语气的停顿，给精神残疾人一定的反应时间。

3. 根据精神残疾人残疾程度的不同，合理进行分组。

活动启发

活动价值探讨

练习注意的分配。注意分配是指在同一时间内，把注意指向不同的对象，同时从事几种不同活动的现象。边听讲边做笔记、自拉自唱等都是注意分配的例子。注意分配是有条件的，需要训练和培养，不是想分配就能分配的。如果通过训练提升了注意分配能力，我们往往能够在同一时间关注到不同的工作内容。提升注意分配能力，可以提升工作效率。提升精神残疾人的注意分配能力，能够帮助他们在一定程度上恢复心理功能。

学会从容应对。我们在生活中要处理的事情往往不止一件。例如，在驾驶车辆的时候，就要做到"眼观六路，耳听八方"。如果面对这些不同的事情难以分配注意力，我们往往会顾此失彼，手忙脚乱。精神残疾人更需要训练注意的分配，这样他们才能以更从容的心态来应对生活。只有心理功能恢复了，他们才能更加适应眼前的现实。

活动案例反思

活动现场气氛紧张又刺激，有些精神残疾人在听到谐音词时，不能及时反应过来，赶忙去抓旁边人的手，大家看到之后笑得特别开心；有的精神残疾人在听到关键词后，干脆直接将两只手都往回缩，既不被别人抓住，又不去抓人，被工作人员发现之后，他笑得很羞涩；还有的精神残疾人刚开始的时候反应比较慢，经过几个回合，反应速度明显提高，准确率也越来越高，大家能看到他满意的表情；也有个别精神残疾人后来仍然不能很好地融入游戏。大家的康复程度参差不齐，这需要心理老师更多的鼓励，更需要定期定点多次进行康复训练。

模块 7-2：认知思维——记忆

064. 记忆宫殿

一、活动目的

训练精神残疾人的记忆保持能力。

二、时长要求

约 30 分钟。

三、场地要求

室内团体心理辅导室。

四、人员准备

1. 一名工作人员把控活动流程。

2. 一名工作人员提前准备活动材料。

五、道具准备

记忆词语，纸，笔。

六、程序设计

1. 工作人员让所有精神残疾人记忆一组词语。比如，可以是花园、海滩、兔子、太阳、小草、森林、贝壳、台灯、蚱蜢、电脑、小鸟、玫瑰、房子、波浪、大树、椅子、狐狸、海豚、窗户、蝴蝶等。计时两分钟，计时结束后，复述上述词语。

2. 工作人员引导精神残疾人找规律，把这 20 组词语归为四大类：房子里的物品、花园里的动植物、森林里的情景以及海滩上看到的情景。四大类分别为，房子——椅子，电脑，台灯，窗户；花园——小草、玫瑰、蝴蝶、蚱蜢；森林——狐狸、兔子、大树、小鸟；海滩——贝壳、海豚、波浪、太阳。

3. 工作人员继续引导，如果采用串联联想的方法来记忆，只需要联想一遍，就会牢牢地记住。比如：我住在一个房子里，坐在椅子上玩电脑，房子里比较暗，电脑旁边还亮着台灯。我玩累了，走到窗户边透一透气。然后，我走进花园，看到花园里长满了绿油油的小草。一片绿色小草中，有一支红红的玫瑰，玫瑰上有几只漂亮的蝴蝶在飞舞，旁边时不时地跳起几只蚱蜢。我穿过花园，走进了一片森林，看到有一只狐狸在前边追赶一只兔子。兔子跳到大树旁边躲了起来，结果把树上的几只小鸟惊飞了。穿过森林就是一片大海，我走在海滩上，踩着五颜六色的贝壳，看到几只海豚在大海中追逐波浪，太阳照在波浪上，映出一片醉人的金色。然后，让所有人对这组词语进行联想记忆。

4. 工作人员重新给出一组词语，让精神残疾人尝试用学过的分类记忆方法，或者是串联联想记忆方法来记忆，感受"编码"的乐趣，提高识记的效果。

5. 工作人员检查活动成果，精神残疾人交流分享感受，工作人员进行归纳总结。

七、注意事项

1. 给出的词语要容易联想成一个故事。

2. 对完成较好的精神残疾人予以表扬。对于心智水平较低的患者，不应要求过高，以鼓励为主。

活动启发

活动价值探讨

锻炼记忆的保持能力。简单来说，记忆的保持就是我们识记过的经验在脑中巩固的过程。有些内容我们可能印象深刻，能够长久地留存在脑海中，例如小时候学过的一些古诗词，做过的一些美梦或者噩梦，某个好朋友的模样等。有的信息我们长期不使用，就会遗忘。因此，对于重要的内容，我们当然是希望自己记得越久越好。一些精神残疾人的记忆功能受到一定的损坏，记不住曾经发生的事情、曾经学过的知识；有的人则比较严重，正在学习的内容记不住，只记得一些过去的事情。对于一部分精神残疾人来说，帮助他们提升记忆的保持能力，是帮助他们正常、独立面对生活的重要一步。

了解记忆宫殿记忆法。每个人都能独立打造专属于自己的记忆宫殿。记忆宫殿记忆法的产生是基于这样一个事实：我们非常善于记住我们所知的场所。记忆宫殿，象征任何我们熟悉的、能够轻易想起来的地方。它可以是你的家，也可以是你每天上班的路线。这个熟悉的地方将成为你储存和调取任何信息的指南。结合我们在活动中的指导，精神残疾人可以发现，将所要记忆的信息按地点进行归类，或者为它们编织一定的故事性和顺序性，都能很好地帮助他们保持记忆。

活动案例反思

记忆的能力同样需要训练与反复应用才能逐步提升。此次活动中，精神残疾人了解到，原来可以通过学习更有趣的方法来帮助自己记忆。值得欣慰的是，有的精神残疾人，在老师还没有讲解记忆宫殿的方法时，就已经开始利用自己的记忆技巧来记忆了。第一遍，他们已经能顺利记住大部分词语。例如小元，第一遍他就记住了花园、兔子、太阳、小草、森林、蚱蜢、小鸟、玫瑰、大树、狐狸、窗户、蝴蝶。第二遍，他将与海有关的词语归为一类，将电脑用品归为一类，全部记住了这些词语。然而，我们更需要关注的是那些不能很好地掌握记忆技巧的精神残疾人。心理老师讲解了一遍之后，记住那些词语对他们来说仍然有一些费力，他们还需要一段时间继续锻炼和康复。

065. 扑克接力赛

一、活动目的
训练精神残疾人的记忆保持能力。

二、时长要求
约 30 分钟。

三、场地要求
室内团体心理辅导室。

四、人员准备
1. 一名工作人员把控活动流程，主持游戏。
2. 一名工作人员负责记忆卡牌数字，在已经被翻过的卡牌上做标记。

五、道具准备

小画板，磁铁，带有数字或图片的卡牌（具体数字根据人数确定，比如：10 个精神残疾人，准备从 1 到 20 共 20 张卡牌）。

六、程序设计

1. 工作人员讲解比赛规则，宣布游戏开始。

2. 把数字卡牌顺序打乱，正面粘贴在小画板上，反面朝向精神残疾人。

3. 精神残疾人依次上台，选择其中任意一张卡牌，翻开，记下数字卡牌和数字卡牌所处的位置。

4. 播放一段视频或者一段干扰音乐，打乱精神残疾人现有的记忆。

5. 给精神残疾人 1 分钟时间，回忆自己所记的卡牌数和卡牌位置。

6. 工作人员从小数字到大数字依次询问，然后翻牌，看精神残疾人的回答是否正确。如果出现错误，则需要从头开始，重新再来一轮。

7. 精神残疾人交流分享感受。

8. 工作人员进行总结归纳。

七、注意事项

1. 翻牌过后，工作人员需要打上标记，避免重复翻牌。

2. 为避免每轮出现多次错误，工作人员应归纳一下牌的顺序，在大家需要帮助时提供信息。

3. 如果翻牌的数字任务比较简单的话，工作人员可以提升难度，将数字升级成一些形状类似的图片，每一名精神残疾人需要记住所有的图片卡片，并根据工作人员的要求翻出相应的卡片。

活动启发

活动价值探讨

设置音乐的干扰。我们在背东西的时候，往往会不由自主地堵住自己的耳朵，防止周围环境的杂音对我们的注意和记忆形成干扰。上一个活动中，我们介绍了记忆宫殿的识记方式。此次活动中，我们设置了一点小小的困难和障碍，就是音乐的干扰。许多人能高效学习和工作，一方面就是因为他们能够在一定程度上适应周围环境的杂音，专注工作。

敢于重新开始。曾经有一个画家，他潜心完成了一幅非常美的画作，然而一场大火烧掉了他的心血。我想，不论是谁，面对这样的打击，一定会出现挫折感、愤怒、自责或者委屈等负面情绪，甚至会一蹶不振。但是，这位画家没有因此一蹶不振，他重整旗鼓，重新完成了一幅比之前更好的作品。许多人并不喜欢听这类"心灵鸡汤"，因为它们似乎告诉人们，"挫折感"是不对的，我们不应该"被打击"。实际上，面对打击和挫折，真正积极的方式，不是要大家压制自己的负面情绪，而是学会接受自己的负面情绪。但是，我们不能"因为挫折而挫折，因为不满而不满"。真正的积极，是摸一摸自己的内心，抱一抱受到挫折的自己，告诉自己："我知道这很难，我知道我现在很难过，但我也许可以再试一试。"

活动案例反思

此次活动一共分为两个环节。在第一个环节，一组精神残疾人中的每个人需要分别记住一张数字卡牌，在听完音乐干扰后，根据数字的大小翻牌接力。本环节较为简单，活动很有趣味性和知识性，大家的表现都十分优秀，在回答卡牌位置时，我们故意设置陷阱，多次询问："确定是这张牌吗？""确定不改了吗？"大家都坚定地点点头，坚持自己的选择。在揭晓正确卡牌之后，每一位精神残疾人都十分开心，也赢得了大家的一致鼓励。在第二个环节，需要所有精神残疾人在3分钟内记忆所有图案卡牌，然后根据指定顺序依次翻出，如果翻牌错误，则要接受"惩罚"。宣布完规则之后，有的精神残疾人愁眉苦脸："这哪里记得住！""这也太难了！"也有的精神残疾人开始安静地认真记忆卡牌。心理老师理解大家的反应，并鼓励了大家。3分钟过后，大家根据指令开始翻牌。第一位精神残疾人上台时有些紧张，四张卡牌中有一张翻错了，在接受"惩罚"时，他有些羞涩和扭捏，在一片欢声笑语中，大家也给予他掌声鼓励。心理老师适时地告诉大家："我知道我们可能有点挫折感，有点不想再来了，如果带着这种感觉再试一次，也许我们能做到。"后来，精神残疾人的翻牌正确率提高了不少，他们彼此间忍不住相互赞扬："哇，真是太厉害了！"再上台时，他们原本的胆怯和疑虑也被一一打消，自己都感到诧异："原来我也可以这么厉害啊！"我们看到，精神残疾人的情绪逐渐从畏难变成自信。

066. 潘多拉魔盒

一、活动目的

训练精神残疾人的记忆再认能力。

二、时长要求

约 30 分钟。

三、场地要求

室内团体心理辅导室。

四、人员准备

1. 一名工作人员主持游戏。

2. 一名工作人员提前准备材料道具。

五、道具准备

精神残疾人每人带一件自己最喜欢的物品，透明大纸袋，剪刀，眼罩。

六、程序设计

1. 工作人员将精神残疾人带来的物品全部放入纸袋中，并晃动纸袋，让物品摇晃。

2. 给精神残疾人戴上眼罩，再次晃动纸袋，让他们在 5 分钟之内找出自己的物品。

3. 在寻找成功后，让精神残疾人说一说，为什么它是你最喜爱的物品，你和它之间的故事是什么。如果找出的物品不正确，则需要精神残疾人戴上眼罩重新寻找，直至找到。

4. 对精神残疾人讲述的故事进行汇总。邀请其他残疾人说一说，在听完故事后自己的感受是什么，工作人员也谈一下自己的感受。

5. 工作人员进行归纳总结。

七、注意事项

1. 在精神残疾人讲述自己与物品之间的故事时，要确保环境安静。

2. 工作人员需要及时记录精神残疾人讲述的故事，为后期的发言做准备，尽可能做到每一名精神残疾人的故事都记录下来。

活动启发

活动价值探讨

别忘记盒子里还剩下"希望"。我们都听过潘多拉魔盒的故事。潘多拉由于好奇心太强，打开了普罗米修斯反复叮嘱她不能打开的盒子。她以为盒子里有什么很重要很稀奇的东西，结果并没有，反而是无数的灾祸虫害。在潘多拉打开盒子以前，人类没有任何灾祸，生活宁静，因为所有的病毒恶疾都被关在盒中。由于潘多拉的好奇，灾难与瘟疫逃出了盒子，从那时起，灾难日日夜夜到处为害人类，使人类受苦。在慌乱与害怕中，潘多拉悄悄地关上了盒子，结果盒子中留下了唯一美好的东西——希望。因此，虽然人类不断地受苦，被生活折磨，但心中总是留有可贵的希望。有希望，才能自我激励。在死亡前，希望永远存在，人生充满了美好的希望。我们都希望"人性本善"，然而我们不得不承认，每个人都或多或少经历过创伤，每个人的人格中都存在"阴暗面"，每个人的记忆并不全都色彩明艳，但是别忘了，我们心中仍有"希望"，人格中有着美好的、智慧的一面。留一份美好的回忆给自己，偶尔拿出来看一看，也可以听一听其他人的"小确幸"，将这些美好传递下去。

了解记忆的再认。再度感知曾经感知过的事物的时候，觉得熟悉，认得它是从前感知过的，叫作再认。与重现一样，再认也是记忆的一种表现。训练记忆再认能力，能够帮助精神残疾人增强记忆的保持性，帮助他们完善记忆的功能。这种感知可以是我们重新看到的、听到的、触摸到的、嗅到的等等。回忆躯体的感知，往往是帮助我们回忆起曾经忘却的事情的重要手段。

活动案例反思

此次活动，每位精神残疾人都带来一件对他们来说意义深刻或是特别喜爱的小物件。物件被依次放入透明的"魔盒"，精神残疾人轮流蒙上双眼，通过触摸盒子里的物件，感知它的形状、材质、大小，找寻属于自己的宝贝。每个物件都有一段独特的故事，或喜或悲。精神残疾人拿着曾经的"至宝"，娓娓道来，仿佛昨日重现。比如，"这个平安符是我读大学时妈妈送给我的，这么多年，我一直带在身边。"小刘回忆道。大家在听其他人发言的时候，都做到了关注与尊重，并且以掌声来回应，这也说明我们的康复小团队建立了良好的关系。记忆总有消退的时候，但是我们可以通过其他形式让美好的回忆原景重现。

067. "身"临其境

一、活动目的
提高精神残疾人的记忆再现能力。

二、时长要求
约 30 分钟。

三、场地要求
室内团体心理辅导室。

四、人员准备
1. 一名工作人员主持活动流程。
2. 一名工作人员提前准备好活动材料。

五、道具准备
带有故事性的图片，与故事相关度较高的音乐，与故事相关的场地装饰物。

六、程序设计
1. 将精神残疾人分为两人一组。

2. 工作人员播放音乐以烘托氛围，先让精神残疾人观察场地，记住一些装饰物的摆放位置等，再展示图片，并根据图片内容讲解图片故事，要求精神残疾人尽可能记忆图片故事。

3. 在所有精神残疾人听完故事之后，工作人员将精神残疾人带出屋子，将活动装饰物收起，放在桌上，然后再带逐个精神残疾人回屋，让他们先完成第一个任务：将装饰物摆放回原来的位置。工作人员记录摆放得是否正确。

4. 精神残疾人都完成第一个任务后，再让他们完成第二个任务：心理老师重新讲述图片故事，但是缺少一些内容，让精神残疾人进行补充。最后，重新给出图片故事的原文，归纳正确数目和错误数目。

5. 根据错误数目的多少，评选出记忆最棒的组合给予鼓励。同时也让其他精神残疾人给自己鼓鼓掌，继续努力。

6. 精神残疾人交流分享感受。

7. 工作人员进行总结归纳。

七、注意事项

1. 图片故事内容的删减要比较简单，但是可以有一些细节上的改变，不容易被发现，这样活动效果会好一些。

2. 如果两个精神残疾人之间出现分歧，要在他们达成共识之后再回答。

3. 让精神残疾人摆放装饰物和回忆故事的时候，音乐不要停止。

活动启发

活动价值探讨

记忆再现。区分记忆再认与重现其实很简单，我们对比一下做选择题和做简答题时的回忆方式就会发现，前者其实是记忆的再认，看见了能想起来"这题我见过"，而记忆重现对记忆的要求更高一些，要求我们能够进行一定的复述。锻炼精神残疾人的记忆重现能力，目的是完善他们的记忆功能。

为何遗忘。识记过的内容在一定条件下不能或错误地恢复和提取都叫遗忘。按照信息加工的观点，遗忘是信息提取不出或错误提取。我们常常碰到这样的情况，明明知道对方的名字，但一时就是想不起来。这种现象称为"舌尖现象"。遗忘之所以发生，不是因为存储在长时记忆中的信息消失了，而是因为编码不准确，失去了检索线索或线索错误。一旦有了正确的线索，经过搜寻，所需要的信息就能提取出来。"消退说"则认为，遗忘是记忆痕迹得不到强化而逐渐衰弱导致的。从动力心理学的角度来理解遗忘，许多情节和信息是痛苦的，我们不愿意接受，所以被我们"压制"到了潜意识当中，这是人们的自我保护机制。在活动中，我们不需要一定让精神残疾人回忆起不愿意想起的内容，但是可以通过训练，让他们的记忆更好地为自己所掌控。

活动案例反思

活动正值中秋，工作人员提前布置好活动室，摆放了一些与月亮、月饼、彩灯等有关的物件。大家进屋后都发出了"哇"的赞叹声，"我们的活动室变得这么好看啦！"大家先观赏了屋子的布置。活动开始后，心理老师播放了一段《但愿人长久》纯音乐，展示了一张中秋节一家人吃团圆饭、赏月、吃月饼的故事性图片，并根据图片讲述了一段"花好月圆"的故事。大家沉浸在优美的音乐中，一边观赏屋子里的装饰，一边听故事，一边记忆图片中的故事情节。第一个任务，大家普遍完成得较好，基本上都将装饰品成功放回正确的地方。他们一边放装饰品，一边说："我好喜欢这个彩灯，这个月饼玩具看起来好好吃。"第二个任务，心理老师给大家发了有残缺的故事图片，让大家根据回忆将图片上的故事补充完整。刚开始，每个人都很难将故事补充完整，会有几处遗漏。老师再次给大家看图片，鼓励大家回忆和修正。经过重复训练，在老师的鼓励下，大家顺利补全了图片故事。活动结束后，我们又随机请小张给大家再讲一遍故事，小张一边讲，大家一边进行补充，大家都能比较清楚地记住这个故事。

模块 7-3：认知思维——思维

068. 烧脑推理

一、活动目的
训练精神残疾人的思维推理能力。

二、时长要求
约 30 分钟。

三、场地要求
室内团体心理辅导室。

四、人员准备
1. 一名工作人员把控活动流程。

2. 一名工作人员提前准备活动材料。

五、道具准备
以前活动的照片，已经整理好的图片碎片，大白纸，影视剧或建筑物名称的关键词。

六、程序设计

1. 工作人员首先将精神残疾人分为两人一组。

2. 开始推理游戏，工作人员不直接说出某个建筑物或影视剧的名称，而是给出限定范围和一些关键词，让精神残疾人来进行推理。总共有五个提示。在 3 分钟内，回答出正确答案最多的小组即为胜利。

3. 工作人员给每位精神残疾人一张过去活动中留下的照片，用 1 分钟的时间进行记忆。

4. 1 分钟后，将照片收起。为每位精神残疾人提供相对应照片的碎片，可以是 9 片、16 片、24 片等，碎片有 2 至 3 片已被固定，让精神残疾人根据局部照片拼出整体。

5. 精神残疾人交流分享感受。

6. 工作人员进行总结归纳。

七、注意事项

1. 关键词的选择要典型，第一轮活动要尽量给予精神残疾人信心。

2. 可以提前用信封装好 9 片、16 片、24 片的照片，在活动中根据精神残疾人的残疾程度进行选择。

活动启发

活动价值探讨

推理能力。逻辑学上的推理指思维的基本形式之一，是由一个或几个已知的判断（前提）推出新判断（结论）的过程，包括直接推理、间接推理等。学习形式逻辑知识，可以指导我们正确进行思维，准确、有条理地表达思想；可以帮助我们运用语言，提高听、说、读、写的能力；可以用来检查和发现逻辑错误，辨别是非。同时，学习形式逻辑还有利于我们掌握各科知识，有助于各项工作的开展。当然，在面对精神残疾人时，我们不能讲解枯燥的理论，要通过游戏的方式，锻炼他们的推理思维能力。

拼图游戏。我们小时候都玩过拼图游戏。有的拼图游戏图案非常鲜明，每一块之间的差别比较大，较好识别。有的则难度较高，需要敏锐的观察力和耐心，识别每个图案边上的线条特点，推测它可能处在哪个位置。拼图游戏需要天赋吗？天赋的确会对拼图能力产生影响，有一些艺术家能够从巨大拼图的任意位置开始将其拼完整。大部分人可以从边框开始试错，由外向内拼。这项活动对于有智力缺陷的精神残疾人有没有难度？可以说，对他们来说难度不小。有的精神残疾人，连小学生都可以完成的任务，他们也难以完成，往往还会在挫折中产生抵触情绪。不过，越是这样，越需要对他们进行一定的训练，否则他们的思维能力可能越来越弱。

活动案例反思

心理老师根据精神残疾人的残疾程度，分配了不同难度的任务。有的人分到9片的拼图，有的人分到24片的拼图。小刘拿到了24片的拼图，他认真观察已被固定的几个图块，然后把需要拼的图块在桌面上铺开，开始一个个尝试。他找到了一些技巧：先辨认出可能在边框位置的图块，然后辨认固定图块周围的几张。经过不断试错，他最终完成了自己的拼图。林阿姨则花费了不少时间，她的任务是9片的，虽然只需要再拼6片就能完成，但是她只放对了两片。她不满地嘟囔了一声，扔下拼图开始东张西望。心理老师走到她旁边，拿起一块图案比较鲜明的拼图，耐心地引导她。情绪得到安抚后，林阿姨又开始认真辨认图形。在心理老师的帮助下，她慢慢放下了第三片、第四片，直到完成整个拼图。老师的鼓励和表扬让林阿姨非常开心。我们可以看到，精神残疾人的康复过程其实并不容易，需要耐心地不断重复指导，才能逐渐显示效果。

069. 超级建筑师

一、活动目的

训练精神残疾人的思维创造能力。

二、时长要求

约30分钟。

三、场地要求

室内团体心理辅导室。

四、人员准备

1．一名工作人员把控活动流程。

2．一名工作人员提前准备活动材料。

五、道具准备

挂面，橡皮泥。

六、程序设计

1．工作人员引入主题，告诉大家要用手中的挂面和橡皮泥建造一座高楼。

2．分发材料，每人分发一袋挂面和不同颜色的彩色橡皮泥。

3．给精神残疾人 15 分钟的活动时间，告诉他们"楼"要尽可能高，地基要尽可能稳固，不然很有可能导致"大厦倾塌"。

4．活动结束后，观察谁的"楼"是最高的，并且邀请胜出者分享自己的经验和秘诀。

5．请其他精神残疾人分享他们在搭建活动中收获的知识和经验。

6．工作人员进行总结归纳。

七、注意事项

1．在活动前期，精神残疾人可能会因为紧张而折断面条，工作人员尽量不要频繁提示他们，必要时要给予一定的指导。

2．有些精神残疾人的"楼"可能在搭建一半或快完成时倒塌，工作人员要及时给予鼓励和引导。

活动启发

活动价值探讨

堆积与搭建。不论什么建筑，要搭建起来，都需要一个稳固的地基。用挂面和橡皮泥搭建尽可能高的楼，我们先要在脑海中构思，什么样的形状最牢固、最不易倒。比如，我们都学习过介绍拱桥、金字塔的课文，可以利用已有经验，将其设计成底部较宽、上部越来越窄的形状。我们还需要思考，橡皮泥如何才能将面条固定起来。确定了方案，才能着手制作。此外，如果在搭建过程中不幸遭遇"大厦倾覆"，我们还要学会找准问题，判断是哪一步设计得不够合理。在这个过程中，我们的认知和思维都在不停运转，我们需要联想，需要发散思维，需要一定的创造，还要学会归纳总结。

塔的寓意。为什么要提到塔？我们在此次活动中发现，大家不约而同地给自己搭建的楼加盖了顶部，并且起名叫某某塔。塔本身就是高层建筑的一种。我们来看一看塔的有关意义。传说，塔起源于佛教，是释迦牟尼的弟子用来保存他的骨灰（白舍利）的建筑。在神话故事中，塔也被用来镇压一些妖魔鬼怪。《圣经》中的巴别塔，象征人类的傲慢与自大。灯塔，又寓意着对生命之船的引导。塔，给人一种稳固的感觉，放在里面的东西似乎能够永久保存。精神残疾人的建塔之旅，对他们内心的安全与稳固也有一定的积极意义。

活动案例反思

橡皮泥和面条在生活中随处可见，要用橡皮泥和面条搭建一座既稳固又漂亮的"高塔"却不是一件容易的事。活动刚开始时，精神残疾人手中的面条都不听使唤。面条太长则容易折断；面条太短，建的"塔"又达不到大家理想的高度。在老师的指导下，他们积极讨论，开启了一轮头脑风暴，得出以下结论：首先，"高塔"的"地基"（橡皮泥）要稳固。其次，"塔尖"（橡皮泥）的重量不能超过"支架"（面条）的支撑力，不然就有倾塌的风险。掌握了技巧之后，精神残疾人将自己的想法付诸实践，建成了一座座华丽又稳固的"高塔"。有的精神残疾人称自己的"塔"是"信号发射塔"，有的精神残疾人说自己的灵感来自高楼上的避雷针，搭建的"塔"是"避雷塔"。在交流和分享的过程中，一阵阵爽朗的笑声此起彼伏，他们都为自己可以成功搭建"高塔"而感到开心和自豪。

模块 8−1：情绪识别——感知

070. 喜怒大练兵

一、活动目的

帮助精神残疾人认识情绪表达的多样性。

二、时长要求

约 30 分钟。

三、场地要求

室内团体心理辅导室。

四、人员准备

1. 一名工作人员把控活动流程。

2. 一名工作人员提前准备活动材料。

3. 多名工作人员给各小组计时、计分。

五、道具准备

24 张写有情绪相关四字词语的卡片，计时器。

六、程序设计

1. 工作人员将所有精神残疾人分成四组，每组派一个人上台抽取 4 张卡片。

2. 抽取卡片的精神残疾人，可以用面部表情和肢体动作来表达情绪词语，也可以间接提示其他人，但是不能直接说出这个词语，否则就算作无效。

3. 猜出全部情绪词语才算完成，用时最短的加 4 分，其次加 3 分，以此类推。

4. 四个小组同时进行 PK，每组选派一名组员当表演者，表演者用肢体动作和面部表情向本组组员传递信息，最先答出的加分。工作人员手中有 8 张卡片备用，若有小组组员在表演时不小心说出关键词，则该词语作

177

废，用工作人员的备用词语进行替换。每组只有两次替换机会，若表演者失误超过两次，则该组 PK 失败。

5. 比赛结束后，统计各小组的得分，评选出优胜组。

6. 精神残疾人分享感受，大家说一说，谁演绎的表情让自己印象最深刻，并模仿一遍。

7. 工作人员进行总结归纳。

七、注意事项

1、注意情绪词语的难度，应该难易搭配。

2. 第一轮的表演，如果说出关键字即为失效，可以给小组提供新的情绪词语。

3. 为避免精神残疾人不理解词语的意思，工作人员应先对情绪词语进行筛选。

活动启发

活动价值探讨

情绪的感知。你有哪些情绪？你认识自己的情绪吗？你能察觉到自己当前的情绪吗？我们许多人在生活中过分强调"理智"，而忽视了自己的情绪。在精神残疾人身上，这样的情绪感知能力可能相对更弱一些，他们不知道如何判断自己的想法和情绪，判断他人的情绪对他们而言就更难了。但是，这不代表他们的情绪感知能力一定很弱，他们一样能分辨出他人的善意与恶意。我们在情绪训练中需要做的，就是引导他们，从识别自己的情绪开始，让情绪有合理的出口。

情绪的表达。我们人类都有面部肌肉群，大部分人都会用面部表情来表达情绪，例如困惑、惊恐、开心等。提到这些情绪词时，我们脑海中可能会闪过不同的面部表情特点。对于精神残疾人来说，要让他们学会通过识别他人的表情与肢体动作来感受不同的情绪，再通过一定的方式让他们学会感知自己的情绪。此次活动，大家在游戏中表演情绪，非常生动有趣，也取得了一定的效果。

活动案例反思

此次活动选取了常见的与喜怒哀乐有关的词语，精神残疾人在工作人员的引导下，伸展手臂，活动五官，努力表演。他们有的人手舞足蹈，像在模仿大猩猩；有的人面部过于用力，五官都挤在了一起。猜不出来的人只能干着急。有的人很快就猜对了："怒发冲冠！"有的人只能用简单的词语来回答："大笑！""不明白！"或者将"喜极而泣"直接表达为"又笑又哭"。一个个生动的表情包也应运而生，活动室不时传来阵阵笑声。心理老师向大家解释：情绪其实具有很强的"传染性"，这就是为什么有时候我们听到别人开怀大笑时，自己也忍不住咧开了嘴角；当我们看到有人伤心地痛哭时，自己也忍不住红了眼眶。一些歌舞剧演员就非常善于用表情和肢体动作向观众传递情绪。大家学会了多样的情绪表达，既能更好地让别人理解自己，自己也能更好地理解别人了。

071. 玩转表情包

一、活动目的

1. 让精神残疾人学习用五官来表达情绪。

2. 让精神残疾人理解同一种情绪可以有不同的表达方式。

二、时长要求

约30分钟。

三、场地要求

室内团体心理辅导室。

四、人员准备

1. 一名工作人员把控活动流程。

2. 一名工作人员提前准备活动材料。

五、道具准备

各种不同形状的眉毛、嘴唇、眼睛、鼻子等道具，双面胶，白板，磁铁。

六、程序设计

1. 工作人员给每个精神残疾人分发一张圆形卡纸。

2. 工作人员提供不同的情绪词语，让精神残疾人根据情绪词语选取道具五官，在圆形卡纸上拼出表情。

3. 拼完每个情绪词语后，精神残疾人上台展示，并说一说为什么要这样摆放，灵感来源于何处。

4. 将每一次的情绪表情贴在白板上，让精神残疾人看到，同一种情绪，不同人的表达方法会有所不同。

5. 精神残疾人交流分享感受。

6. 工作人员进行总结归纳发言。

七、注意事项

1. 道具五官、卡纸的种类要多样化。

2. 尽可能鼓励大家多尝试、多表达。多留意那些五官摆放过于扭曲的精神残疾人。

活动启发

活动价值探讨

情绪的识别。你能分辨自己在某个时刻的情绪是哪一种或者哪几种吗？你会分辨其他人的情绪吗？在生活中，我们有时难免遇到不会"察言观色"的朋友，其他人都在悲伤或者愤怒时，他可能还在"哪壶不开提哪壶"。学会辨别自己和他人的情绪，是一门社交必修课。当然，我们识别情绪，并不是过分"谨小慎微"，害怕招惹其他人，而是因为识别情绪是理解情绪的前提。

情绪的多样性。社交媒体平台的出现，激发了大家创作表情包的各种灵感，不论是微博上还是微信上，表情包都很流行。这些表情包，有的夸张，有的生动，有的搞笑……更重要的是，它们虽然只是一张图片，却能用简单几笔勾勒出人们内心的复杂情绪，例如"尴尬而不失礼貌的微笑"。还有最近风靡的"恰柠檬"表情包，简单的一个柠檬，生动地反映出我们体验到的"酸"，我们的"羡慕嫉妒恨"，实际上这是我们在不经意的社会比较中体验到的一种"相对剥夺感"。因为能准确而真实地反映出我们的心情，所以表情包风靡起来。这也恰恰说明，每个人都有准确表达自己内心感受的需要。

活动案例反思

上一次的"喜怒大练兵"活动，激发了大家对"情绪"的兴趣。精神残疾人在拿到不同的五官图之后，都好奇地对比了一番，你看看我的，我看看你的。在活动过程中，大家逐渐发现，最能反映一个人情绪的是眼睛和嘴巴，而鼻子的变化往往比较小。对于"滔滔不绝"，有的人选择了张大的嘴巴、眯起的眼睛，有的人选择了张大的嘴巴和睁大的眼睛。他们分别分享了自己的理解，小李说："我说话滔滔不绝，说明我很开心，有很多想说的事情。"小王说："我觉得一个人滔滔不绝的时候，看起来似乎很激动，很愤怒。"他们之所以有不同的看法，是因为两个人有不同的经历，对情绪的认识也不同。心理老师对他们两个人的说法都表示肯定和理解，并且借机告诉大家，对一件事和某种情绪的认识，对同一种情绪的理解和表达，往往是因人而异的。通过这次活动，大家对情绪有了更多的认识。

072. 情绪交响乐

一、活动目的

帮助精神残疾人在音乐中感知环境对情绪的影响。

二、时长要求

约 30 分钟。

三、场地要求

室内团体心理辅导室。

四、人员准备

一名工作人员把控活动流程，并且播放带有故事情节的音频或不同主题的音乐。

五、道具准备

不同主题的音乐，带有故事情节的音频，蓝牙音箱，眼罩。

六、程序设计

1. 工作人员引入主题，让精神残疾人聆听音频。听完后，询问他们的感受是什么。

2. 让精神残疾人戴上眼罩，工作人员依次播放音频。

3. 每次播放完歌曲后，每位精神残疾人轮流回答，从刚才播放的乐曲中得到了什么信息，听完这些曲子后有什么想法，现在又有哪些情绪。

4. 精神残疾人交流分享感受。

5. 工作人员总结：不同的环境会对人有不同的影响，精神残疾人在生活中要尽量保持周围环境的舒适。

七、注意事项

1. 音频要多样且主题明确，能够让精神残疾人在音乐中得到共情，产生一定的情绪体验。

2. 每位精神残疾人表达的情感可能有所不同，可以询问他们为什么会感受到这些情绪，并对此做进一步的深入分析。

活动启发

活动价值探讨

音乐的感染力。《礼记·乐记》记载："凡音之起，由人心生也。人心之动，物使之然也。感于物而动，故形于声。声相应，故生变。"人世间的音乐及律动，都来源于生活，脱胎于人们的心灵感受。人们认识周围的环境与情境，再结合自己的感受，创作了音律。音律的传播，又让更多的人获得了体验。听到欢快的曲调时，我们会忍不住跟随节拍晃动身体。听到悲伤的旋律时，我们也会忍不住想起自己的一些经历，随之体验到一些悲伤的情绪。听到《义勇军进行曲》时，我们会忍不住肃立，忍不住热血沸腾，忍不住热泪盈眶。听到莫扎特的小夜曲时，我们又会感受到内心的宁静、夜晚的静谧。音乐，可以说是沟通情绪和感受的一个非常好的桥梁。

音乐的治愈性。音乐疗法已经被广泛应用于精神康复活动。音乐能整体影响人的神经系统，不同的音调、旋律等都可以激发人们的自由联想。音乐能在一定程度上缓解紧张焦虑情绪，调节心率和血压。对于精神分裂症、自闭症、睡眠障碍、焦虑症、抑郁症等，音乐疗法都有临床上的治疗案例；瑜伽、冥想、正念练习等，也都会辅以一定的背景音乐。

活动案例反思

　　对于音乐的体验和认识，可能留存在人类的血液里；作为一种艺术、一种文化，也留存在人类的集体潜意识当中。我们可以明显观察到，当让精神残疾人听音乐时，他们有一些共同的情绪表现，比如，听到欢快的旋律时，他们会露出"欢欣""愉悦"的表情。大家对于音乐的理解和感受，也存在一定的共性。"我想起了一些高兴的事情。""我听完这段音乐，也想到了一些高兴的事情。"……"我感到难过。""我感觉有种悲伤在里面。"……不同的精神残疾人体验到相似的感受。当然，每个人由音乐勾起的回忆和联想是不同的，"我想到小鸟在树枝上跳跃。""我想到小时候背起书包上学的路上，看到伙伴们在冲我招手。"听到小陈说"我想到了早饭吃豆浆和油条"，大家都笑了起来。活动结束后，每个人的脸上仍然带着笑意。

模块 8-2：情绪识别——理解

073. 表情变变变

一、活动目的

　　1. 通过观察，了解高兴、生气、悲伤、滑稽等不同的面部表情，并尝试用绘画的方式表现出来。

　　2. 提升精神残疾人解读情绪和表情的能力。

二、时长要求

　　约 30 分钟。

三、场地要求

　　室内团体心理辅导室。

四、人员准备

　　1. 一名工作人员把控活动流程。

2. 一名工作人员提前准备活动材料。

3. 在精神残疾人绘画时，多名工作人员提供必要的帮助。

五、道具准备

活动脸谱，油画棒，小镜子。

六、程序设计

1. 工作人员讲解川剧中的"变脸"，让精神残疾人了解到不同的情绪会有不同的面部表情，引出活动主题。

2. 播放歌曲《表情歌》，请精神残疾人拿出自己的小镜子，边唱边观看在唱到不同的情绪词语时，自己的表情是什么样的。

3. 工作人员展示活动脸谱，在精神残疾人讨论和表演的基础上，一边提问，一边根据精神残疾人的回答，在脸谱上摆出高兴、生气、忧伤等不同表情。

4. 精神残疾人用油画棒画一个表情。工作人员引导他们，各种不同的表情可以用什么颜色来表现。如果精神残疾人一时忘记了，可以对照镜子观察一下，再继续绘画。

5. 精神残疾人展示自己画的表情，并给大家表演。

6. 精神残疾人交流分享感受。

7. 工作人员进行总结归纳。

七、注意事项

1. 尽量选取平和、温暖的脸谱，不要选择怪异或有恐怖元素的图案。

2. 鼓励精神残疾人多尝试、多表达，给予他们适当引导。

活动启发

活动价值探讨

理解自己和他人的情绪。理解是沟通的重要基础。理解自己的情绪，就能明白什么事情会让我们开心或难过，什么事情对我们而言非常有意义；理解他人的情绪，有时候能帮助我们理解他人行为背后的原因。通过有效的人际沟通，我们可以看到别人真正想表达的意思，也可以学会准确表达自己的想法。理解，是心理学工作的重要基础。在心理咨询过程中，理解是共情的基础，是建立良好咨访关系的基础。精神分析学派注重对梦境的理解，为何要理解自己的梦？其实是要理解，面对某些情境、某些事情我们的感受是什么，以及为什么会有这样的感受。这些感受往往能够让我们意识到，我们内心真正的想法是什么。

自己的表情。之前的活动中，我们主要总结了人们情绪的一般规律，例如看表情包，或者用肢体表达出老师指定的情绪。而这一场活动是让大家来观察自己的情绪会如何呈现在脸上，让大家真正与自己的情绪产生联结。有时候，我们的确可以通过做出不同的表情，体验到自己内心感觉的变化。例如，当咧开嘴笑的时候（不是哭着笑或者皮笑肉不笑），我们确实能感受到一定的积极情绪。

活动案例反思

情绪感受与颜色也有一定的关系，看到红色、橘色、咖啡色等颜色时，大家会感到温暖；看到蓝色时，人们能逐渐镇定下来。颜色的心理效应广泛应用于室内设计和装修中。在这次活动中，有好几位精神残疾人使用了红色的油画棒来画愤怒的脸谱，用蓝色的油画棒来画忧郁的脸谱。此外，还有人用绿色的油画棒来画微笑和好心情，用橙色来画高兴的表情。我们给精神残疾人提供画笔后，他们都能主动参与，用画笔来涂抹。这样的过程，他们都很享受，也很喜欢。当大家开始展示自己的表情脸谱时，心理老师也适时进行了讲解，帮助大家来理解："我们心情明朗的时候，可能都没发现，自己在不由自主地微笑，哼着小曲儿。我们难过的时候，嘴角也是不由自主地向下撇的。察觉并理解自己的情绪，是我们关注自己心理状态的重要步骤。"

074. 情绪大转盘

一、活动目的

帮助精神残疾人理解情绪发生的机制，让他们意识到每一种情绪的产生都是有原因的。

二、时长要求

约30分钟。

三、场地要求

室内团体心理辅导室。

四、人员准备

1. 一名工作人员把控活动流程。

2. 一名工作人员提前准备活动材料，拨动情绪转盘。

五、道具准备

一个带有多种情绪词的转盘，可能会用到的其他道具。

六、程序设计

1. 带领精神残疾人观看情绪转盘上的词语（或成语），并进行解释说明，让精神残疾人了解每一个词语（或成语）所代表的意思。

2. 工作人员拨动情绪转盘，抽取情绪词语（或成语），每抽到一个情绪词语（或成语）就分发给一位精神残疾人。

3. 给精神残疾人 3 分钟的时间，让他们根据自己手中的情绪卡牌，与家人一起，构想一个简短的小故事并表演出来。这个故事要能够体现情绪词。精神残疾人可以自己单独表演，也可以和家人一起表演。

4. 每一组家庭表演完之后，其他观众要回答，刚才所看到的小故事体现出了哪种情绪。

5. 精神残疾人分享并交流感受。

6. 工作人员进行总结：每一种情绪的产生都会有一定的原因，在与人交往时应该多注意观察。

七、注意事项

1. 情绪词语的选择要注意难度，尽量选择简洁明了、容易表演的。

2. 有些精神残疾人的表演可能不够切题，应再次给他们讲解情绪词语，适当调整故事，可以要求精神残疾人将故事重新演绎一遍。

活动启发

活动价值探讨

心理剧表演。精神病理学家莫瑞努（Moreno）在 1921 年提出心理剧这种心理治疗方法。心理剧让参与者通过音乐、绘画、游戏等活动热身，进而在演出中体验或重新体验自己的思想、情绪、梦境及人际关系，伴随剧情的发展，在安全的氛围中，探索、释放、觉察和分享内在自我。心理剧可以使精神残疾人的感情得以发泄，从而达到治疗效果。

此次活动借助了心理剧的表演模式，结合精神残疾人的实际康复进程，做出了一定的改变。

情绪的产生。关于情绪是如何产生的，心理学界的认识经历了不同的理论阶段。最开始，心理学家认为我们是"先哭，然后才体验到悲伤；先笑，然后才体验到快乐"。随后又有心理学家认为，我们的生理反应和情绪是共同出现的。随着对"认知"研究的逐步深入，我们越来越认同，人们对环境和刺激有了主观认知，有了自己的判断，才产生了不同的情绪。所以，情绪是一种较为主观的体验，每个人面对不同的事情，根据自己独特的过往经验，可能会有不同的想法和判断，由此体验到不同的感受和不同的情绪程度。

活动案例反思

大家拿到了不同的情绪词语后，都在家人的带领下构思起自己的小故事来。小杨第一个表演，他站起来，手臂晃动，一边表演一边讲故事："今天早上，我跟着妈妈出门去买菜。菜市场有很多蔬菜。这时，我看到一条小狗跑到一个摊子前，吃起一个西红柿来。摊主看见了，先是赶了赶它，没想到它跑了两步，一会儿又回来接着吃。摊主很生气，拿了一个棍子狠狠敲它旁边的地，它才跑了。"在小杨表演的过程中，有的精神残疾人回答"愤怒，生气"，有的精神残疾人说"心烦"，小李说了一个词："可怜。"小杨点了点头："感觉小狗很饿，很可怜。"老师给大家讲解："非常好，小杨很有同情心，爱惜小动物。我们会发现，大家面对同一件事，会有不同的想法。有的人怕狗，看到狗就会害怕。有的人喜欢狗，看到它们饿会觉得可怜。有的人要照顾自己的店铺，流浪狗吃了西红柿，可能会影响其他顾客的感受，所以会生气。这都是很正常的。"我们从精神残疾人的眼神中，看到了他们对于活动内容的思考与感悟。

075. 察言观色龙虎榜

一、活动目的
帮助精神残疾人通过角色转换，认识混合情绪产生的前因后果。

二、时长要求
约 50 分钟。

三、场地要求
室内团体心理辅导室。

四、人员准备
1. 一名工作人员把控活动流程。

2. 一名工作人员提前准备活动材料。

3. 一名工作人员负责提前撰写任务情境。

五、道具准备
根据任务情境准备需要的道具。

六、程序设计
1. 工作人员根据任务情境中需要的人数，将精神残疾人进行分组。

2. 给精神残疾人 3—5 分钟的时间，小组内自由分配角色。

3. 各组成员上台演绎自己的角色，演绎之后，每个人说一说，自己的角色带有哪些情绪，为什么会产生这种情绪。

4. 小组内的成员进行角色对调，再次演绎。

5. 在演绎完之后，精神残疾人说一说，当转变为任务情境中的另外一个角色时，情绪发生了哪些变化。

6. 精神残疾人交流分享感受。

7. 工作人员总结归纳：在每一对相反的情绪中间存在着许多程度上的差别，表现为情绪的多样化形式。构成肯定或否定这种两极的情绪，并不绝对互相排斥。

七、注意事项
1. 活动适合精神状态较好的精神残疾人。

2. 任务情境里一定要有矛盾，精神残疾人可以通过演绎，更好地理解混合情绪。

活动启发

活动价值探讨

适度察言观色。我们说希望培养精神残疾人"察言观色"的能力，实际上是希望培养他们的情绪观察能力，而不是教他们真的成为一个特别会"察言观色"的人。"特别会看人眼色"的人，有可能曾经在父母的严厉教育下受过伤。察言观色要适度，我们可以成为一个理解他人心理或情绪的人，但这是基于我们强大的情绪感应力。我们不应该生活得小心翼翼，看他人眼色行事，压抑自己的内心。

分辨混合情绪。心理学家在对情绪进行分类时，提出了混合情绪一词，混合情绪是指由基本情绪组合而派生出来的情绪。例如，在伊扎德的情绪理论中，敌意这种混合情绪是由愤怒、厌恶、轻蔑这三种基本情绪组成的。简单来说，我们在面对一件事情时，可能会产生不止一种情绪。人心是复杂的，情绪也是复杂的。分辨混合情绪，也是理解情绪的重要一步。

活动案例反思

小刘讲了一个小故事："今天，我和姐姐吵架了。姐姐让我吃药，我不想吃，吃药很苦，于是姐姐训我，我很不开心。但是，我也担心不吃药会影响自己的康复。"大家针对这个故事也展开了讨论，简单的一个小故事中，包含着小刘的"委屈""抵触""不安"等。结合老师的引导，大家都主动分享了自己生活中的一些经历。"有时候，因为一些事情，我心情不好，看到什么都觉得不开心。不开心的时候，我又觉得这样不好，我应该想一些开心的事情。有时候越想越急，越急越难受。"小夕的这些感受，是抑郁和焦虑的典型表现。有的精神残疾人听完后点头："没错，我有时候也是这样。"还有的人则来安慰他们。心理老师说："是的，我们会发现，因为感到着急而难受，因为感觉难受而更着急。当我们发现自己有很多情绪的时候，大家可以尝试进行辨认。哦，我现在有些生气，有些着急，还有担心在里面，同时，我还感觉委屈。我知道这很正常，没关系。尝试告诉自己这些都是很正常的，然后看看我们会体验到什么样的变化。"

模块8-3：情绪识别——管理

076. 神秘的力量

一、活动目的

1. 帮助精神残疾人了解自我暗示的含义。

2. 让精神残疾人体验自我暗示。

二、时长要求

约30分钟。

三、场地要求

室内团体心理辅导室。

四、人员准备

1. 一名工作人员把控活动流程。

2. 一名工作人员提前准备材料。

五、道具准备

硬币，纸，笔，线绳，圆规。

六、程序设计

1. 工作人员给精神残疾人讲解什么是自我暗示以及自我暗示的意义，带领精神残疾人体验自我暗示的魅力。

2. 工作人员分发材料。每人分发一张纸、一个圆规、一条线绳和一些双面胶。

3. 让精神残疾人用圆规在纸上画一个直径为15厘米的圆，在圆上画出横竖两条互相垂直的线。

4. 让精神残疾人在一枚硬币上粘上一根30厘米长的线，用手捏住线，使硬币落在圆的中心点上方。

5. 让精神残疾人在心中默念"硬币硬币左右摆……"或者"硬币硬币前后摆……"，但是手不能动，看看会发生什么神奇的事情。

6. 然后，让精神残疾人闭上眼睛想象，自己的左手绑着一个特别重的铅球，右手系着一个特别大、特别轻的氢气球。

7. 3分钟过后，让精神残疾人睁开眼睛，看看自己手的位置是否发生了变化。

8. 精神残疾人分享活动感受。

9. 工作人员总结归纳，告诉精神残疾人，可以用积极的自我暗示来调节自己，让自己身心更健康。

七、注意事项

1. 工作人员的引导语要温和，要能在暗示过程中起到一定的效果和作用。

2. 精神残疾人在活动后表现出的效果可能并不是很明显，工作人员应告诉精神残疾人，每个人得到的暗示程度可能不尽相同，他们需要理解的是自我暗示的意义和作用。

活动启发

活动价值探讨

心理暗示。心理学家巴甫洛夫认为，暗示是人类最简单、最典型的条件反射。从心理机制上讲，它是一种被主观意愿肯定的假设，不一定有根据，但由于主观上已经肯定了它的存在，心理上便竭力趋向于这项内容。我们在生活中无时不在接收着外界的暗示，例如电视广告对购物心理的暗示作用。心理暗示有积极暗示和消极暗示，例如罗森塔尔效应就是一种老师对学生的积极暗示，女性的"假孕"现象就是一种消极的心理暗示。

自我暗示。想象一下，当我们被蒙起双眼，单独置于一个空间，会有什么感觉？这时候我们很容易胡思乱想，有的人如果怕鬼，甚至立刻感觉"阴风阵阵"从身边吹过，这是一个典型的"自己吓自己"的例子。当其他人用言语、行为、权威等方式向我们传递信息时，是他人暗示；如果我们自己对自己进行暗示，则是自我暗示。如果他人向我们传递的信息我们不接受，那么他人对我们的暗示效果就相对较差。同样，在自己心情不好时，如果能察觉自己的情绪，接纳自己的情绪，不陷入过度思虑，就可以减少或避免这种情绪的加深，达到调节自己的良好效果。

活动案例反思

精神残疾人对心理暗示都感到非常好奇，他们首先体验了"摇摆硬币"。当老师带领大家关注手里的硬币时，有的人持怀疑的态度："硬币真的会移动吗？"随即大家发现，即便手是不动的，但心里反复默念"硬币硬币左右摆"后，似乎还是有一种"超能力"，让硬币不再处于圆心的正上方，而是出现了细微的偏差。在"氢气球与铅球"的小实验中，暗示的力量有了更加明显的表现，原本摆放在同等高度的双手，随着不断暗示"左手绑着一个铅球，右手系着一个氢气球"，逐渐有了高度上的差异。睁开眼睛后，精神残疾人都惊叹左右手不平齐。活动最后，在精神残疾人家属的带领下，每位精神残疾人都握紧拳头，放在胸前，一起喊出口号："我是一个积极进取的人！""我是一个勇敢的人！""我是最棒的！"说完后，大家都显得自信且有气势。

077. 情绪词典

一、活动目的

帮助精神残疾人体验情绪转变的原因，让他们学会用换位思考的方式调节情绪。

二、时长要求

约 30 分钟。

三、场地要求

室内团体心理辅导室。

四、人员准备

1. 一名工作人员把控活动流程。

2. 一名工作人员提前准备材料。

五、道具准备

写有情绪故事案例的纸条，一些物品道具。

六、程序设计

1. 将精神残疾人分为两人一组。

2. 每一组选择一位代表上台，抽取情绪故事案例。

3. 给精神残疾人 3—5 分钟的时间准备，让搭档的两人思考一下，上台表演应该是什么样的神情，台词又有哪些。

4. 各组轮流进行表演，表演完毕后，给精神残疾人 3—5 分钟的时间，将情绪故事案例的主人公角色互换，重新表演一次。

5. 精神残疾人分享自己的感受，并说一说角色互换后让自己印象最深刻的是什么。

6. 工作人员进行总结，并重申在日常生活中要学会用换位思考的方式调节情绪。

七、注意事项

1. 情绪故事案例应尽量简洁明了，具备较强的情绪启动效应。

2. 应该根据精神残疾人的残疾程度进行分组。

活动启发

活动价值探讨

角色扮演游戏。此次活动的形式是两两互动扮演角色，这是一种古老的、历久不衰的娱乐活动。我们曾经玩过的"过家家""买卖东西""警察抓土匪""桌上角色扮演游戏"等都是这类游戏。在这类活动中，所有的参与者会达成共识：我们要做什么？怎么做？即确定共同目标和规则。每个成员都有一个身份、角色，成员之间通过面对面的方式，交流互动、创造创新、增进感情。

角色扮演治疗。在心理学中，角色扮演是一种常用的能有效促进人际交往与自我理解的方式，人们通过扮演不同的角色与他人互动，能够获得"设身处地"的体验，领悟到每个人处于不同的角色时其心态和行为模式都有可能发生变化。通过这样的练习，参与角色扮演的人能够体验更多的社会角色，增进他们的心灵完整性。

活动案例反思

在活动中，大家两两一组，分别抽到了不同的角色。有的是"老板与员工"，有的是"父与子"，还有一组抽到的是"公交车上的残疾人与老人"。大家熟悉了剧情和角色之后，开始了自己的表演。老板因为员工办事不力而表示不满，员工因为老板交代事情不够清晰而感到不满，通过角色转换，两个参与者明白了沟通在生活与工作中的重要性。

小张说："有时候我以为自己已经说得很明白了，但是换了角色之后，发现原来真的是我一开始没讲明白。"扮演残疾人的小李坐在座位上，看到扮演老人的阿木过来了，他没有让座。阿木说："我看他坐在爱心专座上，他是个年轻人，应该给我让座。"后来角色转换，阿木说："如果我不是残疾人，我很可能会把座位让给老人，但是我现在行动不便，真的心有余而力不足。"小李也表示："下次再看到不给老大爷让座的情况，我不会轻易指责没有让座的人。"通过这样的角色扮演活动，大家明白，生活中要学会换位思考，这样才能让自己看问题不再偏激、不再片面。

078. 愤怒的画家

一、活动目的

帮助精神残疾人释放内心的压抑，体验情绪的升华。

二、时长要求

约 30 分钟。

三、场地要求

室内团体心理辅导室。

四、人员准备

1. 一名工作人员把控活动流程。

2. 一名工作人员提前准备好活动材料。

五、道具准备

画笔，颜料，素描纸。

六、程序设计

1. 向精神残疾人展示"滴、吹、甩"等新颖的作画方式，激发他们的兴趣。

2. 请精神残疾人自己练习"滴、吹、甩"等方式，掌握作画技巧。

3. 让精神残疾人说一说最近让自己感到烦恼的事有哪些。

4. 让精神残疾人进行具象化的想象，把烦恼的事视为墨水，通过

"滴、吹、甩"等"暴力"方式释放自己的愤怒。

5. 请精神残疾人展示自己的作品，并说说自己的愤怒转变成了什么。

6. 工作人员进行归纳总结。

七、注意事项

1. 注意每个精神残疾人的作画流程，及时提供必要的帮助。

2. 若触及精神残疾人难以把控的愤怒情绪，应及时给予疏导和保护，防止他们情绪失控。

活动启发

活动价值探讨

愤怒的升华。我们都体验过愤怒的感觉，仿佛胸中憋着一口气，有时候不吐不快。我们感觉愤怒的时候，一般都会做些什么呢？有的人回家发脾气，有的人找朋友抱怨自己的不满，有的人选择跑步、练拳击的发泄方式，还有的人可能会去大吃一顿，不一而足。什么是升华呢？升华是一种合理化的防御机制。比如，有的人练习射箭或者射击，成为职业选手参加比赛，还拿了奖，这就是把自己的攻击性进行了升华。通过升华的方式，我们能够以积极的状态来行为处事。

甩画与吹画。绘画作为一门艺术，有多种创作形式。其中，吹画和甩画就属于愤怒的升华。此次活动选择发泄的方式来作画，通过色彩和画面将情绪具象化。这是一种比较有创意的方式。吹，甩，都是释放的动作。比如，当我们感到紧张、焦灼、愤怒时，我们就忍不住想要呼气。下雨天我们收雨伞的时候，甩水滴的动作也容易让人上瘾，仿佛把一些不好的、负面的东西一并甩出去了。

活动案例反思

精神残疾人本来就喜欢画画，而滴画、吹画和甩画这些新奇的作画方式更是让大家想尝试一下。活动过程中，有的精神残疾人还想起了自己以前画过梅花，也是这种吹画的方式。有的精神残疾人埋头苦甩，将颜料甩满了整张画纸，其他人打趣说："你遇到了什么事情这么生气啊？"还有人用甩颜料的方式画梅花，创作了一幅名为"梅花香自苦寒来"的雪中梅花图，赢得了所有人的称赞。活动接近尾声的时候，心理老师问大家："感觉怎么样？""开心！""舒服！"大家纷纷给出了回应。

模块 9 – 1：人际互动——倾听

079．充耳不闻

一、活动目的

1．让精神残疾人在与人交往时注意细节，避免错过关键信息。

2．让精神残疾人体验到，在人际交往互动中，只有避免印证型倾听框架，才能更好地进行人际互动。

二、时长要求

约 30 分钟。

三、场地要求

室内团体心理辅导室。

四、人员准备

1．一名工作人员把控活动流程。

2．一名工作人员提前准备活动材料。

五、道具准备

音频和故事。

六、程序设计

1．朗读"站台与人数"的故事，先不提出问题。在读完故事之后，询问精神残疾人在刚才的故事中，公交车总共停了几站。

2．工作人员揭晓答案，并且询问精神残疾人，在刚才的音频中，是否有其他的信息。

3．请没有正确回答问题的人结合刚才的"失误"谈谈自己的体会。

4．老师接着为大家讲"林克莱特采访小朋友"的故事。美国著名主持人林克莱特在一期节目中问一位小朋友："你长大了想当什么呢？"小朋友充满斗志地说："我想当飞行员！"林克莱特接着说："如果有一天，你的飞机飞到太平洋上空，所有的引擎都熄火了，你会怎么办？"小朋友想了想说："我先告诉所有人系好安全带，然后我背上降落伞，先跳下去。"

5. 老师观察精神残疾人听到这儿的反应，并询问他们的看法。

6. 老师接着说，大家可能以为故事已经结束了，但是还没有。老师继续讲：林克莱特没有笑，他注视着孩子，看到孩子眼含着泪，问："为什么要这么做呢？"孩子真挚而坚定地说："我要去拿燃料，我还要回来！我还要回来！"

7. 让每位精神残疾人听完之后再谈谈自己的感想。

七、注意事项

1. 尽量给予精神残疾人肯定或表扬，不要让回答错误的精神残疾人感到过度沮丧。

2. 林克莱特采访小朋友的故事，结局是亮点所在，讲述故事时要注意语调节奏与情感的抒发，为最后的亮点做好铺垫。

活动启发

活动价值探讨

避免印证型倾听。在听别人说话时，如果我们不全神贯注，只听自己想听的内容，很可能会错失重要信息。当我们使用不良的倾听模式时，往往给别人一种"你根本没有听我在讲什么"的感觉，有时候还会引发误会与冲突。因此，尽量避免不良的倾听模式，才能增强人际交往的有效性。例如，可以将自己听到的内容重复一遍，有时候重复是必要的。我们会发现，自己重复一遍之后，对方才能听出来我们到底有没有接收到有效信息。

学会尊重他人。人际交往中，尊重必不可少。尊重，意味着我们能切实地将对方看作一个真实存在的个体，看作一个与我们不同的人，他具有自己的思想与人格，并不会活成我们认为的样子。我们以自我为中心时，会以为其他人都跟自己想的一样，我们想听的就是别人想表达的，因此只听自己预期的内容，有可能还会擅自打断别人的话，这其实就是对讲话的人的一种不尊重。

活动案例反思

　　在活动开始前，心理老师首先请精神残疾人分享自己所理解的倾听的作用和意义。有的人说，倾听别人快乐的事情可以让自己也感到快乐；也有人说，通过倾听可以学习他人优秀的地方，取长补短。心理老师说道："倾听是日常生活中的一项必要技能，而且并没有大家想得那么简单。下面请大家听'站台与人数'的计算题，帮我算一下答案。"讲完之后，老师问道："大家都算好了吗？谁能告诉我这辆客车一共经过了几站？"问题一抛出来，大家都傻了眼："问题不应该是最后还剩几个人吗？怎么问过了多少站呢？"不出意料，大家纷纷掉入了"陷阱"。心理老师解释道，这个小测验，测验的是一种特殊的倾听模式，叫作印证型倾听，意思是说，当自己事先已经明确要听的内容，便听不进去与自己预期不一致的内容。大家纷纷露出了若有所思的表情。"怪不得有时候我和家里人争吵，会有一种答非所问的感觉，双方都感觉对方说的和自己说的不是一回事儿，原来是因为都没有听明白对方想说什么。"小静分享了自己的感想。老师继续讲故事，讲到小朋友说自己要背降落伞先跳下去时，大部分人都没有笑。心理老师问："他要去干吗呢？他要自己逃生吗？"这时，有一位精神残疾人说："老师，你继续讲，别中断。"最后，大家都被小朋友的回答感动了。

080. 唱反调

一、活动目的

1. 让精神残疾人学会辨识言语背后的"真相"。

2. 帮助精神残疾人跳出立场型倾听的定式。

二、时长要求

约 30 分钟。

三、场地要求

室内团体心理辅导室，室外亦可。

四、人员准备

1. 一名工作人员把控活动流程。

2. 一名工作人员准备材料。

五、道具准备

不同情景的"口是心非"视频片段。

六、程序设计

1. 将精神残疾人分组，2—3 人为一组。

2. 为精神残疾人播放不同片段的视频。各组讨论后派出一名代表，说出与视频中人物的回答相反的"反话"。例如：女生和男生吵架，男生问女生："你生气了吗？"女生明明皱着眉头噘着嘴，却还是说："我没生气！"家长带小朋友出去逛街，小朋友看着橱窗里的玩具，露出了渴望的表情，家长问小朋友："你想要这个吗？"小朋友眼睛都离不开橱窗了，但还是说："我不想要。"

3. 再请其他精神残疾人说一说，刚才的"反话"到底是不是人物内心的真实想法，判断的依据是什么。

4. 其他组的人如果有不同意见，可以举手发言。

5. 邀请精神残疾人谈谈自己的感想，并分享感受。

6. 工作人员进行总结归纳。

七、注意事项

1. 说"反话"的视频故事要有趣生动，贴合实际，不能太夸张搞怪。

2. 素材情境的选择要由浅入深，难度逐渐升级。

活动启发

活动价值探讨

避免立场型倾听。立场型倾听是一种不良的倾听定式，与我们自身的态度有关系。当事先已经明确了自己的立场的时候，我们往往听不进去与我们立场不同的话语，否则就可能因为行为与态度不一致而出现认知失调。网络流行语"真香定律"，指事情的结果与最初的预期相反，就是前后言行不一致的一种表现。人们有时为了避免这种情况，会站定自己的立场不放松，当然也就不容易听进去不同角度的信息内容。学会避免立场型倾听，也是一种虚心和坦然的人际交往方式。

不要害怕改变。有时候，越喜欢表明立场的人，可能越容易被其他人的话语带动，越容易人云亦云，甚至越容易被煽动。所以，表明立场是他们维护自我的一种方式。其实，当自我逐渐强大有力之后，我们可以有足够的意志与思维能力来判断不同角度的信息，可以有自己的想法、有自己的立场，同时也不怕听到不一样的声音，能够吸纳并理解不同的声音。当我们不再惧怕改变，不再担心受到不同信息的影响的时候，我们能够"听"到的信息可能就越来越全面。

活动案例反思

第一个环节是"唱反调"，心理老师给出视频，让精神残疾人看主人公之间的对话与冲突，并准确说出主人公的"口是心非"之处。第一组回答："女生想说的是'我很生气'，因为她的表情看起来不怎么愉快。男生说的是'我有什么可害怕的'，但他实际上'挺怕的'。因为他的动作是退缩的，感觉随时要跑开。"其他组还进行了补充："小丽想说的是'我很介意，我不想让你吃'，她明明很讨厌她的同桌，但还是要假装微笑，说自己不介意同桌吃掉她喜欢的美食。"大家一开始还不能找到视频中全部的"口是心非"，但获得成就感之后，他们的发言越来越踊跃，渐渐还能做更多的补充说明。最后，精神残疾人分享道："最开始的几个故事很真实。如果大家在沟通时多一些理解，能够准确理解对方的口是心非，可能会避免很多误解与争吵，彼此之间的关系也拉近了。"

081. "乐"然纸上

一、活动目的

1. 让精神残疾人用文字或绘画的方式阐释自己对于音乐片段的理解。

2. 让精神残疾人了解理解型倾听的重要性。

二、时长要求

约30分钟。

三、场地要求

室内团体心理辅导室。

四、人员准备

1. 一名工作人员把控活动流程。

2. 一名工作人员提前准备活动材料。

五、道具准备

不同旋律的音乐片段，不同颜色的笔，A4 纸。

六、程序设计

1. 工作人员给每个精神残疾人分发一些笔和纸。

2. 工作人员播放音乐，让精神残疾人用绘画或文字的方式进行描述。

3. 每一段音乐播放完之后，每位精神残疾人依次上台，展示自己的作品并说一说作品想要表达的意思。

4. 精神残疾人一边听其他人的讲述，一边对比自己的理解。

5. 活动结束后，精神残疾人交流分享感想。

6. 工作人员归纳总结：有时候自己听到的，跟别人想要表达的意思，可能是有差别的。因此，在人际互动中要时刻保持理解型倾听。

七、注意事项

1. 最好选用经过专家整理的音乐作品。

2. 对音乐的理解主观性强，讲解时要强调理解的主观性和理解型倾听的重要性。

活动启发

活动价值探讨

理解性倾听。学会避免印证型倾听和立场型倾听之后，我们才能逐步过渡到理解型倾听的层次。我们说，真正的理解，不带有自己的预期和角色设定，而是设身处地与对方站在一起。有时候，父母询问子女的婚恋情况和工作时，带有鲜明的角色感，他们一边听一边评判，一边武断地提出意见或者建议，子女们有时候并不需要这些建议，或者并不想听到那些评判，他们只是希望家人能真正站在自己这一边。这也是为什么子女有时候会抱怨家人："他们根本不理解我。"

自由联想。此次活动选取了音乐作为自由联想的钥匙，借助音乐激发大家的联想和创造力。正如散步可以让身体得到放松和休息，自由联想可以让绷紧的大脑神经得到充分的松弛和调节。大脑在自由联想时会变得异常活跃，使人从眼前的具体事务中摆脱出来，让内心的愿望充分展现，看到自己平时所忽略的真实内心。在联想时，应该给自己的心灵开辟一个"特区"，告诉自己什么都可以想，可以让联想更加自由。经常自由联想，会使大脑更具有创造力，让思维更敏捷。

活动案例反思

精神残疾人很喜欢听音乐。"沉浸在音乐中的时候，我会联想到某个场景，或者某个情节，它们让我感觉很幸福，愉快而轻松。我在听第一段音乐的时候，脑海中浮现的是夜空，天空是漆黑的，但是有很多星星，一闪一闪的，像我小时候在田间玩时看到的一样。我很怀念那个场景，所以把夜空画了下来。"小悦悦分享了自己的作品。"第一段音乐很轻柔、舒缓。我想到了冬天的雪，慢慢飞舞，无声无息地铺满了地面。第二天醒来，从窗外一看，简直太美了，白茫茫的一片，有一种说不出来的感觉，很神秘。"这是小柳对第一段音乐的理解。心理老师随后为精神残疾人讲解了乐曲作者创作时的一些时代背景，帮助大家更好地感受和理解音乐传递的情感。大家描绘了不同的音乐作品，也看到了自己与其他人对同一段音乐的不同理解。

模块 9 – 2：人际互动——表达

082． 我说你画

一、活动目的

让残疾人理解准确表达的重要性。

二、时长要求

约 30 分钟。

三、场地要求

室内团体心理辅导室。

四、人员准备

1．一名工作人员把控活动流程。

2．一名工作人员提前准备活动材料。

3．多名工作人员做精神残疾人的助手。

五、道具准备

纸，彩色画笔，图片。

六、程序设计

1．将工作人员与精神残疾人一对一配对，作为他们的助手。

2．另一名工作人员向精神残疾人展示一幅图片，精神残疾人通过肢体动作或表情给助手演示图片的内容，但是不能说出图片的关键词。

4．助手将自己所领悟到的图片含义画出来，工作人员判断是否正确。

5．助手和精神残疾人互换角色，让助手来演示传达图片的内容，精神残疾人画画。

6．精神残疾人分享感受。

7．工作人员进行总结，并重申正确表达的重要性。

七、注意事项

1．图片的选择要难度适中，不能太难，也不能过于简单，以便精神残疾人在绘画时能充分发挥。

2. 妥善保存患者的画作，对于画作内容过于扭曲的患者应多加留意。

活动启发

活动价值探讨

跳出怪圈。语言表达也存在"马太效应"，有的人伶牙俐齿，一方面是因为他们有一定的天赋，更多的是因为他们接触的人多，讲话的场合也多，经过反复锻炼，越来越懂得语言表达的技巧。对精神残疾人来说，他们往往因为口齿不清而遭受挫折，产生自卑心理，渐渐地越不想说就越不会说，越不会说就越不想说，形成恶性循环。只有通过一步步的练习，不断进步，增强言语表达能力，才能越说越会，越会越说。

准确表述。表述的准确性，有时候关系到我们在生活和工作中的任务完成度，也关系到我们人际交往的舒适度。如果词不达意，既容易引发误会，还可能会闹笑话。养成良好的语言习惯，是一个日积月累的过程。当然，我们学习表达的准确性，并不是要求大家都像语言文字专家一样，说话能引经据典，用词准确简洁，而且发音标准，也不是让大家时刻关注他人的讲话，揪出别人说话的"错误"，而是希望通过训练，锻炼我们的表述能力，提高沟通的效率，不要因为表达不准确而浪费时间和精力。

活动案例反思

如何在没有关键词的情况下猜出他人想要表达的意思？活动开始之前，心理老师抛出了这个问题。在此次活动中，需要描绘的物品分为五大类：动物、蔬菜、水果、交通工具和食物。在描述的过程中，有些精神残疾人的角度独特且精准，比如在说到哈密瓜时，小爽的描述是："它很甜，原产地在新疆。"在说到蜜蜂时，小茜不仅描述出它"可以产出一种香甜的食物"，而且还生动形象地模仿了蜜蜂嗡嗡的声音。在说到蔬菜"藕"时，李阿姨的描述是："长在泥塘里，里面有很多小孔，上面长满了大的叶子。"精神残疾人对事物的描述大都十分精炼，都希望能让自己的队友在最短的时间内抓住最关键的信息。活动快结束时，大家分享了自己的感想："自己成功指挥助手正确画出物品时，特别有成就感！""以前觉得说话是一件很简单的事，没想到还可以这么有趣！"

083. 暗送秋波

一、活动目的

让精神残疾人理解，通过面部表情等非言语方式也能传达信息。

二、时长要求

约 30 分钟。

三、场地要求

室内团体心理辅导室，室外亦可。

四、人员准备

1. 一名工作人员讲解活动规则，把控活动流程。

2. 一名工作人员准备活动材料。

3. 多名工作人员做好配合。

五、道具准备

情绪词语卡牌，红色丝线做的起点、终点和关卡节点标志。

六、程序设计

1. 工作人员将"情报"放入精神残疾人手中，要求精神残疾人与家属合作，最终将"情报"送到家属手中。

2. 一位工作人员带领精神残疾人站在起点，另一位工作人员带领精神残疾人家属站在终点。

3. 精神残疾人将"情报"送到家属手中要经历三个阶段。第一个阶段，家属需要注意精神残疾人眼珠转动的方向，往左转时，家属就要往左走，往右转动两次，家属就要往右走两步。精神残疾人需要先告知工作人员自己的想法，工作人员判断家属所做的动作是否正确。如果正确，精神残疾人就可以带上"情报"向前迈出一步。

4. 在第二个阶段，精神残疾人抽取情绪词语并表演出来，对面的家属要根据精神残疾人的表演猜出情绪词语是什么。回答正确后，精神残疾人即可带着"情报"继续前进一段路。

5. 在第三个阶段，精神残疾人和家属一起表演"挤眉弄眼""目瞪口呆"等包含眼睛的四字成语，其他精神残疾人和家属一致认为可以通过就算闯关成功。此时，精神残疾人就可以将"情报"传递给家属。

6. 精神残疾人交流分享感受。

7. 工作人员进行总结归纳。

七、注意事项

1. 精神残疾人和家属的距离不能太远，否则家属很难看清精神残疾人的眼神，活动就难以开展。

2. 可以多准备一些情绪词语，精神残疾人如果认为抽到的情绪词语表演起来比较困难，可以重新抽取一个。

3. 活动场地需要大一点，给大家更自由开放的空间。

活动启发

活动价值探讨

学会用面部表情来传递信息。大家可能看过谍战片，故事里的主人公往往会用眼神传递一些信息。他们经过长期训练，配合默契，仅凭一个眼神，同伴就能读懂对方的意思。除了用听说读写的方式，我们在生活中有时候也会用其他的方式传递信息，比如眼神的暗示，我们常说的"见机行事"就是这个意思。在不方便说话的场合，我们可以用面部表情来传递信息。对于精神残疾人来说，也需要掌握多样的表达方式。

培养家庭成员互动的氛围。家，是我们的依靠，是我们心灵之船停泊的港湾，我们与家人有着血与情的密切联系，也有着共同基因与长期在一起生活带来的"心灵感应"。然而我们知道，即使是正常人的家庭，有时候也存在一些误解与冲突，而精神残疾人的家庭，由于疾病带来的一些影响，家人之间的感情更需要培养。在一项社会心理学实验中，有矛盾的个体组合成团队，共同完成一个活动，他们的矛盾竟然逐渐化解了。因此，家庭成员互相协作是一个有效的培养家庭良好氛围的方式。

活动案例反思

活动开始前，心理老师在讲解的时候，精神残疾人就已经开始活动五官做练习了。大家被分成不同的组，带上"情报"出发了。各组在竞争，大家也顾不上自己的表情是不是很好看，都尽可能地让自己的眼珠转动得明显一些，或者尽可能地做出夸张的表情，让家属来猜。在表演情绪词语时，有的人由于过于用力，出现了"猪猪脸"；还有的人把"目瞪口呆"表演出了惊悚片的效果，观众也不时爆发出笑声。

084. 传"声"筒

一、活动目的

训练精神残疾人的肢体语言表达能力。

二、时长要求

约 30 分钟。

三、场地要求

室内团体心理辅导室。

四、人员准备

1. 一名工作人员把控活动流程。

2. 一名工作人员提前准备活动材料。

五、道具准备

写好内容的纸条，盒子。

六、程序设计

1. 将写有"案例"的纸条打乱放入盒子中。

2. 工作人员根据人数，将精神残疾人分为 2—4 组进行竞赛，给每组一个具体的组号（一组、二组、三组等），各组人数应相同，并确定每个人参加活动的顺序。

3. 第一组安排一个人在盒子里抽取纸条，确认理解内容后，把纸条交给工作人员，随后用肢体语言将内容传达给下一个组员，组员按顺序依次传递，由最后一个组员将自己所理解的内容告知工作人员。

4. 第二组、第三组照此依次活动。

5. 工作人员将各组最后的答案与纸条内容进行比对，根据内容的符合程度评判出名次，可以给完成最出色的组一定的奖励。

6. 精神残疾人交流分享感受。

7. 工作人员进行归纳总结。

七、注意事项

1. 为避免出现纸条内容不能用肢体语言来表达的情况，工作人员在准备的时候，应选择容易用肢体语言表达的内容。如果精神残疾人还是出现表达困难，工作人员应给予一定的指导和鼓励。

2. 工作人员要注意纸条内容仅能给各组第一个抽纸条的人看到。

3. 如若有通过言语进行表达等违规情况，工作人员要强调不能破坏规则，只能通过肢体言语进行表达。

活动启发

活动价值探讨

肢体语言表达的必要性。在跨文化的对话与交流中，非言语性的表达方式非常重要。我们也许见过类似的场景：熙熙攘攘的大街上，有一群外国游客来问路，如果所询问的本地人不会说外语，就有可能见到他们手舞足蹈企图沟通的有趣情境。在上一场活动中，精神残疾人训练了面部表情的表达能力，在此次活动中，我们通过一系列活动，锻炼他们的肢体言语表达能力。

肢体语言的共性。为什么在跨文化交流的过程中，大家能通过一定的肢体语言来沟通呢？这是因为肢体语言具有一定的跨文化共性，比如鼓掌表示高兴，顿足代表生气，搓手表示焦虑，垂头代表沮丧，摊手表示无奈，捶胸代表痛苦……我们还常用"花孔雀"来形容人吸引异性注意时的"骄傲"神态。我们会发现，不论在什么文化中，人们感觉压力大和沮丧时，都会"垂头丧气"，因为我们的身体对情绪的反应是非常敏感的。劳累时，大家都难以维持"挺胸抬头"的姿态，诸如此类，不一而足。

活动案例反思

如果不能说话怎么办？在此次活动中，精神残疾人被分为几组，每组由一人抽签决定需要表演的内容，只能通过肢体语言依次往后传递想要表达的意思。在传递过程中笑料百出。部分精神残疾人会根据自己的想法"添盐加醋"，使表演的内容越来越偏离原有的轨道，到最终版本时，故事内容与最初的意思往往会相差十万八千里。不过，其中一位阿姨绘声绘色的表演获得了全场的称赞，她把"猪八戒"的声音、动作、神色都表现出来了，十分生动。在分享环节，精神残疾人坦言："有时候传着传着故事就变味儿了。""我总是忍不住加入自己的理解，这样很难保证传递内容的准确性。"通过这次活动，大家不仅学习了肢体语言的一些规律，还总结出更多的经验："不能听风就是雨，要给我们接收到的信息的准确性打一个问号。"

模块 9－3：人际互动——合作

085. 不倒森林

一、活动目的

1. 引导精神残疾人在人际交往活动中学会相互信任。

2. 培养精神残疾人的专注能力。

二、时长要求

约 30 分钟。

三、场地要求

室外。

四、人员准备

1. 一名工作人员把控活动流程。

2. 一名工作人员提前准备活动材料。

五、道具准备

2 米长的 PVC 管若干，计时器。

六、程序设计

1. 工作人员根据人数将精神残疾人分组，每组 10 人为宜。

2. 第一组所有人围成一圈，面向圆心站立，间距一步左右。所有人左手放到背后，右手掌心压住 PVC 管的顶部，使其竖立起来。

3. 工作人员发出"换"的指令后，大家开始顺时针移动，即向旁边移动一步。人动，管不动，后面的人要扶住前一个人松开的管子，整个小组要保证所有的管子不倒。

4. 移动过程中，所有人左手始终在背后，不得触管。右手不得抓 PVC 管，只能用掌心压住管的顶部。

5. 如此移动 10 次，则活动完成。如果其间出现违规情况，则重新开始计数。

6. 第二组完成同样的活动。

7. 精神残疾人交流分享感受。

8. 工作人员进行总结归纳。

七、注意事项

1. PVC 管既不可倒地，也不可离地。

2. 可以根据精神残疾人的残疾程度，设置活动的次数和强度。

活动启发

活动价值探讨

　　整体大于部分之和。团队，是人与人凝聚在一起组成的有机整体。格式塔心理学流派曾提出，整体大于部分之和。放在团队中，我们如何理解这句话呢？你有一个橘子，我也有一个橘子，如果我们交换，每个人仍然只有一个橘子，这是物质的守恒。但是，你有一个经验，我也有一个经验，互相交换，我们就有了两个经验。如果经过交流与探讨，或许我们能得到更多的经验。这就是团队交流合作带来的好处。让精神残疾人回归正常的人际关系，对他们的康复非常重要。对精神残疾人而言，人际关系本身就具有很好的治疗意义。

　　信任是团队建立的基石。一个有积极能量的团队，成员之间相互信任，相互帮助，就能互利共赢。我们也听过"一颗老鼠屎坏了一锅汤"的俗语，如果团队出现了不和谐声音，有了嫌隙，那么团队的内部矛盾往往带来多米诺骨牌式的崩塌效应，最终有可能导致整个团队土崩瓦解。

活动案例反思

　　在活动开始之前，心理老师给了精神残疾人三次体验的机会，让他们对游戏有了初步的了解。第一组上场后失误频发，不等心理老师引导，他们便开始了交流和沟通："这个管子一定要和地面垂直。""移动的时候每个人都要慢且稳。"……有了小技巧，第一组精神残疾人渐入佳境，出现失误的次数也越来越少，最后获得了成功。在第二组精神残疾人上台之前，心理老师邀请第一组的小爽作为"老师"给他们讲解经验："要注意手在移动过程中不能带到管子，而且大家一定要配合好，一定要给后面一个人留地方。"第二组精神残疾人吸取了第一组的经验教训，成功率明显提升，失误的次数也明显减少，他们齐心协力，圆满完成了活动任务。游戏结束之后，每个人都分享了自己的体验和感悟。心理老师总结道："游戏活动是我们学习和进步的好方式。游戏过程中，团队之间既有竞争也有互助，大家通过团队合作可以发现，我们遇到困难的时候，不一定非要自己一个人扛下，多跟其他人交流交流，也许有意想不到的收获。"希望这个活动能让大家理解积极的人际互动的意义，让大家明白，只有彼此协作，互相支持，合作共赢，才能成为真正意义上的"不倒森林"。

086. 托马斯小火车

一、活动目的

训练精神残疾人团结合作的能力。

二、时长要求

约30分钟。

三、场地要求

室外。

四、人员准备

1. 一名工作人员讲解活动规则，把控活动流程。

2. 一名工作人员提前准备活动材料。

五、道具准备

独木桥，成人可以通过的圆圈，30—50厘米高的栏杆等障碍物。

六、程序设计

1. 工作人员带领所有精神残疾人排成一列，除了第一个人，其他人都双手搭在前面一个人的肩上，组成"托马斯小火车"。

2. 在活动过程中，精神残疾人需要从起点走到终点，并且手不能离开前一个人的肩膀，否则就算"脱轨"，任务就会失败，需要从头再来。

3. 活动主要环节包括：一起跨过圆圈，跨过障碍栏杆，低下身通过障碍栏杆等。

4. 精神残疾人交流分享活动感受。

5. 工作人员进行总结归纳。

七、注意事项

1. 关卡的设置没有固定的标准，可以根据现有的设备设计，难度要适中。

2. 精神残疾人人数较多时，可进行分组计时比赛。

活动启发

活动价值探讨

"老鹰捉小鸡"游戏的乐趣。此活动跟童年游戏"老鹰捉小鸡"有些相似。回想小时候抓着前面一个小朋友的肩膀，在操场上一边左右奔跑一边大笑，是不是现在也觉得非常开心呢？这个游戏的刺激性就在于，既要保持不和队伍脱节，又要灵活躲避老鹰的追赶，如果落单的话，就很容易成为老鹰的盘中餐，但想到大家有这么多人，前面还有鸡妈妈的保护，就又有了一定的安全感。当然，考虑到精神残疾人的身体状况，他们并不适合玩"老鹰捉小鸡"这类强度大的游戏，而"托马斯小火车"活动在强度上更合适。火车头要肩负起照顾整个后方队伍的责任，每个人既要跟前一个人保持联系，又要尽量让后面的人跟上，这样的模式非常有利于个体保持融入团队的心理动力。

锻炼团队协作能力。团队的运作，离不开每一个成员之间的协作，一旦有一个人掉了链子，可能就会影响后面的其他成员，因此每个人都要做好自己的本职工作。火车头要保持方向和速度，每一节车厢要跟上，发挥好自己的承接作用。大家一起跨越障碍，一起翻山越岭，好过一个人单打独斗。这是一种典型的社会生活团队协作原型。通过这个游戏，精神残疾人能够领悟自己与团队之间的关系，进而领悟自己与社会之间的关系。

活动案例反思

活动开始后，可以看到有些精神残疾人比较照顾大局，在"小火车"前进时，会提醒"火车头"身后的同伴进度慢，"火车头"需要将速度放慢。整场活动下来，大家的配合越来越默契，没有再出现"脱轨"。老师逐渐加大了活动各环节的难度，例如提高了呼啦圈的高度，降

低了障碍杆的高度，让精神残疾人更难跨越障碍。但这也难不倒他们，在总结了成功和失败的经验教训后，他们开始了新一轮的挑战，不仅没有"脱轨"，行进的速度也更快了。活动结束后，心理老师请大家分享自己的感受。小辉说："这个活动让我得到了锻炼，我挺开心的。"小连说："这个活动最重要的技巧就是大家要团结一致，齐心协力。"小于说："如果是我一个人，我可能不愿意跨过这么多障碍物，但跟着大家一起前进，我就更勇敢了。"这次活动让精神残疾人理解了团结合作的意义，也为他们与社会"接轨"打下了良好的基础。

087. 盲人和拐杖

一、活动目的
训练精神残疾人相互信任和团结协作的能力。

二、时长要求
约40分钟。

三、场地要求
室内与室外结合。

四、人员准备
1. 一名工作人员把控活动流程。
2. 一名工作人员提前准备活动材料。

五、道具准备
眼罩。

六、程序设计
1. 工作人员将精神残疾人分为两人一组。
2. 工作人员要求各组有一名精神残疾人戴上眼罩，扮演"盲人"，带领组里的另一名成员，即自己的"拐杖"，通过指定路段（路段里包括上下楼梯、转弯等）。
3. 工作人员要求精神残疾人在活动过程中不能说话。
4. 到达指定地点后返回时，各组的两人互换角色，"盲人"转变成

"拐杖","拐杖"转变成"盲人"。

5. 精神残疾人交流分享感受。

6. 工作人员进行归纳总结。

七、注意事项

1. 障碍路程的设计难度应适中。

2. "盲人"在前进过程中不应说话，禁止与同伴交流。

3. 两人分为一组，两人不熟悉为好，但也要充分考虑精神残疾人的残疾程度。

活动启发

活动价值探讨

由陌生到熟悉。人们在生活环境中，并不是一开始就认识所有人的。人际交往一般都有一个从陌生到熟悉的过程。有的人一开始腼腆，有的人一开始就健谈。人们建立友谊和维持友谊的方式也有各种差别。对于精神残疾人而言，他们可能更难主动去了解陌生人或与他人建立关系。在活动中，让互不熟悉的两个人一起做任务，是让他们放下戒备、相互了解的一个有效方法。

尝试依赖与照顾。有的人天生要强，在团队中担当支柱，他们一般不愿意依赖他人，更不愿意示弱。有的人则正好相反，他们喜欢依赖他人，不愿自己成长。前者可能会很累，后者可能从来没照顾过别人，这两种方式都不利于人际关系的良性发展。此次活动就是让大家一起来感受依赖他人和照顾他人的时候分别是什么感觉，给他们带来更完整的心理体验。

活动案例反思

活动刚开始时，扮演"盲人"的精神残疾人面对突如其来的黑暗，都感到慌张与恐惧；经过一段时间的磨合，"盲人"与"拐杖"配合得越来越默契。比如，要上楼梯时，"拐杖"会在离楼梯还有一段距离的地方停下，拍一拍"盲人"的腿，暗示"盲人"要注意；又比如，"拐杖"会摇一摇"盲人"的手，提醒他前方需要转弯。这些细节都展现了精神残疾人在帮助他人时的真诚和责任心。活动结束后，大家分享了自己扮演"拐杖"和"盲人"时的感悟。有的精神残疾人说："我戴上眼罩的时候，眼前一片漆黑，感到很紧张，在'拐杖'的带领下，渐渐不那么害怕了，我十分感谢我的'拐杖'。"有的精神残疾人家属说："我家孩子的腿脚不太方便，这么多年来，走路时我都在帮她。这次活动，整段路程对我们来说困难不是很大。仔细想一想，我们这些家庭比起真正的盲人来，实在是好太多了，盲人太不容易了！"

模块 10 – 1：环境适应——顺从

088. 缩小包围圈

一、活动目的

1. 让精神残疾人学会适应陌生环境。

2. 让精神残疾人体验在环境中相互依从的重要性。

二、时长要求

约 20 分钟。

三、场地要求

室外为宜，室内亦可。

四、人员准备

1. 一名工作人员把控活动流程。

2. 一名工作人员提前准备材料。

五、道具准备

音乐，蓝牙音响。

六、程序设计

1. 工作人员让精神残疾人紧密地围成一圈。

2. 让每个精神残疾人把自己的胳膊搭在相邻同伴的肩膀上。

3. 告诉精神残疾人有一项非常艰巨的任务要完成，大家要一起向圆心迈三大步，同时要保持围好的圆圈不被破坏。

4. 精神残疾人了解游戏要求之后，工作人员让大家一起开始迈第一步。迈完第一步后，给他们一些鼓励和表扬。

5. 接着开始迈第二步。迈完第二步之后，圆圈的状况可能会使精神残疾人觉得好笑。

6. 最后迈第三步。结果是圆圈可能会断开。尽管很难成功地完成任务，但是这项活动会使精神残疾人开怀大笑，烦恼尽消。

7. 精神残疾人交流分享感受。

8. 工作人员进行归纳总结。

七、注意事项

1. 在迈第三步的时候，要特别注意安全，避免精神残疾人摔伤。

2. 活动人数可以从少到多，分几次开展，让精神残疾人能够充分享受活动的乐趣。

活动启发

活动价值探讨

了解情境智力。在日常生活中，智力表现为有目的地适应环境、塑造环境和选择新环境的能力，这些能力统称情境智力。一般来说，个体总是努力适应他所处的环境，力图在个体与环境之间达到一种和谐。和谐的程度低于个体的满意度，就是不适应。当个体在一种情境中感到不适应或不愿意适应时，他会选择另一种和谐环境，或者改变自己在环境中的定位。有的人无法适应环境，会出现身体和心理上的双重不适，例如水土不服，或出现适应障碍。学会适应新环境，提高我们的适应能力，有利于保持我们的身心健康。

提升自身的可塑性。可塑性，顾名思义，指可以被塑造的性能。养过猫的人一定知道，猫身体的可塑性非常强，被戏称为液体动物。因为它们就像液体一样，可以把自己塞进任何形状的容器里，能屈能伸，异常灵巧。它们还保留着在环境中养成的一份野性，上蹿下跳，哪儿都能去。作为人来说，提升我们心灵的可塑性和韧性，可以帮助我们较好地适应环境。例如，可以从多个角度来理解事物，不极端、不偏激，考虑问题不是黑白二分论，在不同的环境中知道自己该如何做，天冷了就要加衣，工作中缺乏什么技能就去学习。对于精神残疾人来说，提升他们的心理适应能力，是帮助他们精神康复、重返社会的关键。

活动案例反思

活动开始后，精神残疾人很快围成一个圈，在向圆心跨第一步时，小组成员之间互相照应，还能保持大体的圆形。在跨第二步的时候，有些组员忍不住笑出了声，原本大大的圆圈变成了"畸形"，小组成员之间的距离也越来越近。最后一步跨完，基本上已没多少地方可让所有人立足了，小组成员都紧紧地挤在了一起。在分享感悟时，有的组员说道："围成一个圈需要大家共同努力，每个人都是这个圈不可分割的一部分。"有的组员说："当圆圈缩小后，我必须改变自己的站立方式，不能再像之前那样随意，否则圆圈就乱了。"还有的组员说："包围圈虽然缩小了，但是大家都挤在一起，互相依靠，其实也很快乐。"

089. 我型我秀

一、活动目的

通过解决环境中的困难，提升精神残疾人对所处环境的认同感。

二、时长要求

约 30 分钟。

三、场地要求

室内团体心理辅导室。

四、人员准备

1. 一名工作人员把控活动流程。

2. 一名工作人员提前准备活动材料。

3. 多名工作人员给予精神残疾人一对一的帮助。

五、道具准备

不同的"图纸"若干，折纸若干，剪刀、双面胶、纸盒等。

六、程序设计

1. 工作人员给精神残疾人做示范，根据手中的"图纸"，利用材料做出物件。

2. 给每名精神残疾人分发"图纸"和折纸、剪刀、双面胶等。

3. 让精神残疾人在工作人员的帮助下按照"图纸"制作物件。

4. 制作完成后，大家展示分享，并交流分享感受。

5. 工作人员进行总结归纳。

七、注意事项

1. 活动难度要适中，要保证所有人都有能力完成，物件可以是一只折纸青蛙或一只千纸鹤等。

2. 对于制作有困难的精神残疾人，工作人员要适时给予帮助。

3. 不论完成什么物件，重点是要找到这个物件和精神残疾人之间的心理联系，能让他们在制作的过程中将自身代入进去并学会适应。

活动启发

活动价值探讨

由社会适应支撑心理适应。此次活动重在提升精神残疾人适应环境的能力。当人们无法适应环境的时候，内心的挫败感与不适感往往会随之而来。例如，学生转学、新生入学，都需要一定的时间来适应新环境，了解新同学和新老师，找到自己的定位和角色。当难以应对不良环境的挑战，面对困难无法适应的时候，我们自然而然会产生焦虑、自卑等负面情绪，内心会不舒适，久而久之就可能导致心理问题。

在活动中，可以通过语言引导的方式，让大家找到自己在折纸物件中的融入感。例如，折一个"破破烂烂"的家具，折一个"凶巴巴"的"妈妈"。我们可以想象一下，折一个"凶巴巴"的"妈妈"是什么感觉？我们一边折纸，一边想着自己和"母亲大人"之间的故事，当她凶起来的时候，我们是不是小心翼翼，生怕被她拎起来教育？或者，我们让自己成为一个"活宝"，争取先把她哄开心？在一边折纸一边融入的过程中，我们会渐渐放松，渐渐适应。

活动案例反思

在活动开始前，先让精神残疾人交流分享，觉得环境中的哪些情况让自己感到"困难"。小徐说："我不能忍受贫穷，如果家里破破烂烂，啥也没有，我会很难适应。"小江说："我比较难适应新环境，尤其是新环境中的陌生人。"小伟说："我比较喜欢吃美食，如果我去的地方没有什么好吃的，我会感觉很难受。"通过精神残疾人的描述，心理老师提前准备了大家觉得"困难"的事物的折纸材料。活动开始后，大家纷纷动手制作小物件。结束后，小徐分享说："我做的是一个一贫如洗的屋子，里面只有一个小板凳和一张很小很简易的床。一开始我感觉生活在这样的屋子里，简直不是人过的日子，后来我想了一下，我如果真的生活在这样的屋子里，可以自己把屋子装饰一番，或者买一些家具搬进去。制作完之后，感觉这个屋子也没那么难忍受。"

090. 随"音"所欲

一、活动目的

帮助精神残疾人理解适应环境的必要性。

二、时长要求

约 60 分钟。

三、场地要求

室内团体心理辅导室。

四、人员准备

1. 一名工作人员把控活动流程。

2. 一名工作人员提前准备活动材料。

3. 一名工作人员负责安排好舞蹈老师和摄影老师。

4. 多名工作人员给精神残疾人提供一对一的辅导。

五、道具准备

兔子舞音乐，音响，衣帽装饰品。

六、程序设计

1. 工作人员邀请舞蹈老师提前编排好兔子舞。

2. 在舞蹈教学过程中，工作人员也一起学习。

3. 精神残疾人练习跳舞，学会让舞步、动作与音乐节奏合拍。

4. 精神残疾人穿上统一的服装进行表演，摄影老师摄影记录。

5. 精神残疾人一起观看舞蹈影像，并分享在学舞过程中让自己印象深刻的事。

6. 工作人员进行总结归纳。

七、注意事项

1. 舞蹈动作不应过于烦琐。

2. 在练舞时，注意每个人之间的安全距离。

活动启发

活动价值探讨

舞蹈的疗愈力量。中国大妈们喜欢在饭后跳广场舞，一起休闲娱乐、锻炼身体，广场舞也已成为一种新时尚。随着音乐响起，大妈们自觉站好，领舞的大妈带头跳起来，新加入的大妈也不怕学不会，刚开始跳时她们的动作还不熟练，跟着人群慢慢学，没几天也就学会了。每个跳舞的大妈脸上都洋溢着快乐与幸福。是的，舞蹈就是这么神奇。身体与心灵相通。古时候，人们围着篝火跳舞，欢庆丰收，或者通过跳舞来祭拜天地神灵。人们通过肢体的舞动，将沟通天地的智慧刻进了基因中，刻进了文化里。国际上还有舞动治疗的心理疗愈技术。人们将跳舞作为治疗技术时，同样会利用艺术表达的一些原理。

成为一只兔子，成为一个人。成为一只兔子，需要我们做什么准备？我们要相信自己是一只兔子，模仿它跳跃，模仿它在草地上翻滚，享受草地的清香；我们可以吃点胡萝卜，吃点菜叶，感受咀嚼时的咯吱咯吱声；看到天敌来了，我们可能躲在草丛里瑟瑟发抖，我们要学习如何躲避。那么，成为一个"人"，我们应当如何做呢？

活动案例反思

　　活动开始前，老师问大家："小兔子有什么特点?"精神残疾人纷纷回答："耳朵长!""脾气好!""雪白!""慢吞吞!""吃草!"老师表扬了大家的观察力，然后介绍此次活动的主题：学一支兔子舞。在大家相互熟悉之后，工作人员向精神残疾人展示了分解动作，随后邀请他们加入队列，双手搭上前面伙伴的肩膀，一起喊着拍子练习舞蹈动作。为了有更好的效果，大家在练习过程中主动交流、互相帮助，在老师的指导下一遍又一遍练习。活动最后，大家集体表演兔子舞，精神残疾人和工作人员分成三列舞队，配合音乐表演舞蹈。他们自信、整齐、大方地将整段舞蹈演绎了出来。活动结束后，他们积极交流分享："跳舞的过程很充实，要学习舞蹈动作，记住动作。""模仿兔子，我只在小时候玩过类似的游戏。今天再玩一次，没想到还是如此快乐。"此外，志明讲话时发音还很模糊，他用"嘻嘻哈哈"的笑声告诉我们，他今天感觉很不错。

模块 10-2：环境适应——改变

091. 爱在指间

一、活动目的

1. 精神残疾人学习通过手指来表达自己对他人的感觉。

2. 让精神残疾人明白，要被别人接纳，先要接纳别人。

二、时长要求

约 30 分钟。

三、场地要求

室内团体心理辅导室。

四、人员准备

1. 一名工作人员把控活动流程。

2. 一名工作人员提前准备活动材料。

五、道具准备

音乐，蓝牙音响。

六、程序设计

1. 将所有的精神残疾人分成两组，先让一组人围成一个内圈，再让另一组人站在他们身后，围成一个外圈。然后，内圈的精神残疾人全部转过身来，与外圈的精神残疾人两两相对而站，两人一队。

2. 精神残疾人相对而站，播放音乐。工作人员介绍活动规则："当我说'手势'时，如果你与对方都伸出一个手指，表明你们互为陌生人，不愿认识，听到我喊'动作'时，请把脸转向左边；如果你们都伸出两个手指，表明你们愿意相识，听到我喊'动作'时，请互相点头示意；如果你们都伸出三个手指，表明喜欢对方，听到我喊'动作'时，请握手以示友好；如果你们都伸出四个手指，就表明你们愿意分享对方的快乐、承担对方的痛苦，能为对方真心诚意地付出，听到我喊'动作'时，请拥抱对方。如果你与对面的同学伸的手指不一样，就不需要做动作。"

3. 开始活动：工作人员说"手势"，精神残疾人完成动作。

4. 圈里的人向左跨一步，再次开展活动，如此重复，直到走完一圈。还可循环几圈。

5. 精神残疾人交流分享感受：当你伸出的手指比别人少时，自己是什么感受？当你伸出的手指比别人多时，心里又是什么感受？

6. 工作人员进行归纳总结。

七、注意事项

1. 游戏开始前，工作人员要把游戏的手势和动作说清楚，确认所有人都已知晓后，再开始游戏。

2. 在游戏过程中，要注意引导和鼓励精神残疾人勇敢地表达自己。

活动启发

活动价值探讨

接纳别人，接纳自己。我们也许有过这样的经历：上网的时候，会莫名其妙讨厌某一个明星。经过思考，我们会发现讨厌的是他身上的一些特质，比如我就是看不惯他高傲的样子，我就是看不惯他虚假的样子等。可是，这个人其实离我们非常遥远，我们只是通过图片或者视频才认识他，为什么他会引发我们如此强烈的厌恶呢？从某一方面来说，我们讨厌他的某个特质，可能恰恰是我们自身人格中的阴影部分，是我们想要努力压制，不愿意让其他人看到的部分。也许，试着想一想自己，再想一想自己的阴影部分，可以尝试先接纳自己，然后再来看一看有没有什么改变吧。

相互吸引效应。我们通常喜欢那些也喜欢我们的人。想想看，当你去买东西的时候，热情且能理解你的推销员，和冷漠甚至不看你一眼的推销员，你更愿意接受谁的推销？大部分人应该倾向于前者。前者在推销的时候就是利用了这个心理学原理。同理，人际交往中，如果你主动向对方示好，他却不屑一顾，你是否会有一些心理失衡？"下次我也没必要再热脸贴冷屁股了！"如果你也符合这种情况，那你可能会发现，当别人表现出对我们的喜爱时，不论对方实际情况如何，我们至少也会做到"伸手不打笑脸人"，有时候还会觉得，既然对方喜欢自己，肯定是他认可自己的为人和某些特点，觉得我们有相似之处，那么自己有什么理由讨厌对方呢？人与人之间其实就是如此，好感往往是相互的。对于精神残疾人来说，他们更需要与支持、喜爱他们的人交往，通过这个活动，他们能明白，如果想要与别人交朋友，一定不要忘了主动表达自己的心意，当别人对自己示好的时候，可以尝试也给别人一些回应，而不是自我封闭。

活动案例反思

在活动中，精神残疾人和家属之间的互动热情而积极，都不约而同地伸出了四根手指，给对方一个大大的拥抱。此外，精神残疾人之间基本上是伸出两根手指，但也有一位精神残疾人小田，多次伸出了四根手指，表示自己愿意和他人沟通。在活动结束后，精神残疾人和家属们分别分享自己的感受，有一位家属说："我一直举的是'4'，因为这些孩子太不容易了，他们需要外界的关心。"还有一位精神残疾人说："我刚开始想比一个'1'，但我看到对面的人比了一个'2'，所以我也比了一个'2'。"也有一位精神残疾人说："令我印象最深刻的是，我对面的人给我比了一个'4'，而我只比了一个'2'给他，我觉得挺不好意思的，因为他很喜欢我，我却没有给他相应的回应。"最后，这名精神残疾人在大家的鼓励下，主动找到刚才对面的成员，给了对方一个大大的拥抱。

092. 敲出最"强"音

一、活动目的

让精神残疾人明白，小小的改变也能带来大大的不同。

二、时长要求

约 30 分钟。

三、场地要求

室内团体心理辅导室。

四、人员准备

1. 一名工作人员把控活动流程。

2. 一名工作人员提前准备材料。

3. 一名工作人员提前学习一段水杯敲击乐。

五、道具准备

水，每人一组玻璃杯（一组八个），每人一双筷子，自己编写的音乐节奏谱（按照水杯的序号排列）。

六、程序设计

1. 工作人员布置现场，制作水杯乐器。将杯子按照顺序在桌子上排成一排，第一个玻璃杯不放水，第二个玻璃杯倒入 20 毫升水，后面的玻璃杯依次比前一个多倒入 20 毫升水。

2. 给每名精神残疾人分发一双筷子，工作人员指导他们两只手各拿一根，根据给出的音乐节奏谱，用左右手敲击对应的水杯来演奏。

3. 工作人员提醒每名精神残疾人，注意分辨每个玻璃杯的不同敲击声。

4. 精神残疾人交流分享感受。

5. 工作人员进行总结归纳。

七、注意事项

1. 应尽可能选择杯底大、杯身低的玻璃杯，防止敲击过程中导致水杯倾倒或水溅出。

2. 敲击玻璃杯时，提醒每个人敲击力度不宜过大，要用心倾听敲击的声音。

活动启发

活动价值探讨

万物皆有规律。小小一杯水，就能变幻出美妙的旋律，听起来很有创意。这就是此次活动的动人之处。水，万物之源。地球能孕育生命，离不开水。水也是沟通人们情绪的重要媒介。清脆的水滴声，还可以让人镇静。当水量不同时，敲击带来的物理震动，通过水面的反射和杯中空气的震荡共鸣，产生了高低不同的音调。这是我们曾经学习过的物理知识。精神残疾人通过亲手尝试，不仅能掌握一定的物理规律，还能创作出动听的旋律，增强他们对世界的认识。

小改变，大不同。一杯水能做什么？拿来喝？拿来浇花？其实还可以做成乐器。一颗图钉和一个空火柴盒有什么用途？拿来固定墙纸？拿来照明？用盒子来装图钉？其实还可以做成一个烛台。改变一下思维定式，我们就会发现，原来手边的小物件有这么多不同的用途。改变一下小小的坏习惯，也许你可以发现，原来人生可以有很大的不同。

活动案例反思

活动开始前，老师先让精神残疾人集思广益，说一说水有什么用途。大家给出了常见的答案，例如可以维持生命，可以用来清洗，可以浇花。老师问："大家可以用水来演奏音乐吗？"大家思考了一会儿，纷纷回答暂时还做不到，或者不可能。老师说："今天，就让大家变不可能为可能！"精神残疾人立马来了兴趣。老师依次邀请每位精神残疾人上前，在杯中注入不等量的水，第一杯是空的，第二杯注入 1 厘米高的水量，第三杯注入 2 厘米高的水量，第四杯注入 3 厘米高的水量，往后依次增加 1 厘米，直至第八杯。随后，老师为每人发了不同歌曲的简谱，并用标签在杯面上贴好"1""2""3""4""5""6""7"的简谱标记，方便大家记忆。接着是精神残疾人自由练习的时间。可以听到有些精神残疾人独自哼起了小曲："两只老虎，两只老虎，跑得快，跑得快……"最后，每位精神残疾人轮流站在桌旁，用竹筷在杯口上敲打，一边敲击一边哼唱。他们很快适应了这项新的"乐器"，台下的观众纷纷拍手称赞。活动最后，大家分享自己的感受。小英说："小时候很想正儿八经学乐器，但是家庭条件不允许，我还沮丧了很久。如果早点掌握这种方式，我自己在家也能玩音乐了。"小月说："是啊，没想到水的声音这么好听。很喜欢今天的活动，我回家也要做一个这样的乐器！"心理老师最后总结："其实，这就是小小的变化带来的大大的改变。"

助残志愿者体验式训练

"知我者谓我心忧，不知我者谓我何求。"不论是谁，都有被理解的需要，我们或多或少都体验过不被理解时的委屈与孤独。作为助残志愿者，在志愿活动中尤其需要感同身受的能力，这样才能真正站在服务对象的角度来提供帮助。本篇章的活动，都是围绕助残志愿者的体验式训练展开。志愿者们将在基本素养活动中，熟悉"真诚""共情""尊重"等工作原则，理解工作的界限所在，不因"同情"而刺伤他人，不因"过度热情"而烫伤他人，不因"忽视"而冻伤他人。不仅如此，他们还要在不同的环境和活动设置中，体会失去光明时的绝望、世界一片静默时的心慌、说不出口的憋屈，以及智力和精神残疾人的与众不同。请读者们跟志愿者，一起真实地感受残疾人的日常生活，了解残疾人家庭有哪些隐秘的压力与艰辛。

第五部分　基本素养

尊　　重

热　　情

真　　诚

共　　情

积极关注

模块 11-1：尊　重

093. 风雨同行

一、活动目的

1. 让助残志愿者能够更好地学会尊重残疾人。

2. 让助残志愿者体验残疾人生活的不易。

二、时长要求

约30分钟。

三、场地要求

室外。

四、人员准备

1. 一名工作人员把控活动流程。

2. 一名工作人员提前准备材料，寻找活动场地。

五、道具准备

眼罩，捆绑用的绳子，计时器，书包，凳子，篮球，排球，抱枕等。

六、程序设计

1. 助残志愿者将分别作为视力残疾人和肢体残疾人参与比赛。

2. 比赛环节为：助残志愿者带着需要运送的物品，戴着眼罩穿过障碍路段，坐上轮椅。在30秒的时间内带上运送物品"走"过障碍跑道，最后在不用手的情况下将物品运送到指定地点。

3. 助残志愿者在运送物品的过程中，工作人员要对他们说一些积极或消极的话（例如，尊重和帮助、嘲讽和戏弄）。助残志愿者要将指定物品运送到终点，并且不能掉到界线以外，否则就算失败。

4. 助残志愿者交流分享感受，在运送过程中自己的感受是什么，听到旁人的各种话语时自己心里又是什么感觉。

5. 工作人员进行总结归纳。

七、注意事项

1. 在活动过程中，注意志愿者的安全。
2. 工作人员要监督志愿者在活动中不能使用身体的"残缺"部位。

活动启发

活动价值探讨

生而为人，自尊、他尊。人本主义心理学流派诞生后，心理学家们一直强调"以人为本"。其中，马斯洛提出了著名的"需求层次理论"，认为人们在青年和中年时期，对"尊重"的需要是最强烈的。尊重，包含自我尊重与他人尊重。一方面，我们需要自己看得起自己；另一方面，我们需要别人看得起我们。助残志愿者应当理解残疾人的自卑心理，他们对尊重的需要更为强烈。但是，真正的尊重，是让他们感觉我们真正将他们看作"正常人"。如果过分强调他们的缺陷，例如什么都不让他们做，或者总说"你不方便，我来弄吧"，反而是一种不尊重的表现。

鲜明对比，嘲笑、鼓励。也许大家曾经玩过类似的游戏，把眼睛闭起来，让同伴领着自己走。这种感觉如何呢？我们可能会忍不住把手举在前方，忍不住摸摸索索，怕自己撞到什么东西。这是一种非常不安的感觉。单脚跳，不用手吃饭，尝试之后就明白，何其艰难。如果在这时，我们听到的是鼓励和安慰，可能会更有勇气来面对，而不是说"我做不到，好难啊"。但是，这时候如果听到的是嘲笑与讽刺，我们的挫折感与对自己的不满就会更加强烈，放弃的念头可能立马就出现了。这就是两种态度给人的不同感觉。

活动案例反思

准备妥当后，第一位志愿者戴上眼罩，拿起盲杖，携带重物，开始在消极的外界态度中前进。活动过程中，他的东西频频掉地，一共用了1分16秒的时间才艰难地完成了半程挑战。而外界态度积极时，扮演残疾人的志愿者得到其他工作人员的帮助，只用了40秒的时间就顺利完成了全程挑战。经统计，全部体验活动，当外界态度积极时，共用时5分27秒；当外界态度消极时，共用时10分46秒。在分享环节，有志愿者说："扮演上肢残疾人的时候，被其他工作人员嘲笑，说我这种没手的人拎东西很搞笑，我心里感觉特别难受。"还有一名志愿者说："残疾人很不容易，还容易被歧视，我们一定要给予他们更多的帮助和支持。"

094. 备受攻击

一、活动目的

1. 让助残志愿者体验被排挤的感觉。

2. 让助残志愿者体验残疾人在生活中的内心冲突。

二、时长要求

约30分钟。

三、场地要求

室外活动广场。

四、人员准备

1. 一名工作人员把控活动流程。

2. 一名工作人员提前准备材料，安排活动场地。

五、道具准备

空旷场地，粉笔，绳圈。

六、程序设计

1. 工作人员在地上画一个圆圈，或用绳圈示意，再抽出一名志愿者充当箭靶，"箭靶"站在圆圈中间活动。

2. 其他志愿者最少要拍打"箭靶"三次，但不能被"箭靶"拍到，被拍到的志愿者会一同沦为"箭靶"。

3. 游戏中，"箭靶"需要想方设法把其他志愿者也拉入圈中，扩大"箭靶"队伍。

4. 等所有人都入圈之后，志愿者们交流分享感受：当圈里只有你一个"箭靶"的时候，你的想法是什么？拉志愿者进来的时候是不是很困难？当圈里的"箭靶"越来越多时，你是什么感受？拉志愿者入圈又是什么感受？

5. 工作人员进行总结归纳。

七、注意事项

1. 如果人数多的话，可以多划分几组进行游戏。

2. 在游戏过程中要注意安全。

活动启发

活动价值探讨

我们都需要归属感，小到有家庭承接我们，大到有国家承接我们。归属感，是我们在社会中希望被接纳的强烈需要。举一个简单的例子，在学校中被小团体排挤在外的孩子，有什么表现？他们闷闷不乐，自责又悲伤，不理解为什么别人要针对自己，更因不被大家接纳而痛苦，可能还会不停地在自己身上找原因，实际上他们并没有做错什么。有时候，只是因为他们在某些方面有自己的特点，而其他同学没有，他们就被"拒绝"。不论是在某种环境里还是在文化中，归属感都能给人一种安全感，让人感觉自己是被包容的。对于残疾人来说，他们更需要这种感觉。

与众不同也有压力。大家还记得以前玩过的"警察抓小偷"一类的游戏吗？从游戏难度来说，被选择当"警察"的小朋友往往玩着玩着就不想玩了，因为他太孤立无援了，其他小朋友仿佛都在看热闹一样，一边笑一边躲，没人愿意被自己抓住，没人愿意替换自己成为"警察"。我们在人群中都害怕"异常"，害怕自己与众不同。俗语"枪打出头鸟"，体现了我们潜意识中对"出头会受到攻击"的恐惧。

活动案例反思

当圈内"箭靶"只有一个人时，应该如何应对圈外志愿者的"攻击"？当圈内"箭靶"数量逐渐增多，圈外志愿者又有何感想？会做出什么反应？小小的圆圈，隔开的不只是人与人之间的距离，还有心与心之间的连接。活动开始前，志愿者们通过猜拳的方法选出最先站在圈内的"箭靶"。"箭靶"孤立无援，在被拍打时不能及时做出反应，一直处于劣势。"我感觉很着急，很不安，很想快点结束这个过程。"有的志愿者说。随着时间的推移，圈内"箭靶"的数量越来越多，渐渐超过了圈外志愿者的人数。当圈外只剩下最后一个志愿者时，这名志愿者主动"投降"，跨入了"箭靶"的圈内。最后一名志愿者说："只剩我一个人时，我就不想坚持了，还是主动跟大家站在一起好受一点。"

模块 11－2：热　情

095. 谁都不许笑

一、活动目的

1. 让志愿者体验不被大众认可或者回应的感觉。

2. 让志愿者明白，在服务残疾人的过程中，要热情、积极地回应他们。

二、时长要求

约 30 分钟。

三、场地要求

室内团体心理辅导室。

四、人员准备

1. 一名工作人员把控活动流程。

2. 一名工作人员提前准备材料，寻找活动场地。

五、道具准备

板凳，纸，笔。

六、程序设计

1. 给志愿者们 3—5 分钟时间，让大家在纸上写下一件自己觉得很好笑的事情，每一组中还必须有两个人做出搞笑的表演。

2. 要求其他工作人员在观看志愿者们表演时始终保持冷漠状态，甚至可以出言讥讽。

3. 在所有志愿者轮流表演完之后，重新开始游戏，但这一次工作人员在听到搞笑的情节后，要表情夸张地捧腹大笑。

4. 志愿者们分享感受：在听众一言不发或者冷嘲热讽时，自己的感受是什么？在第二轮中，当听众热情回应时，自己的感受又是什么？

5. 工作人员进行总结归纳。

七、注意事项

1. 在第一个环节，有人可能会忍不住笑场，我们要在一旁提醒。在冷嘲热讽的环节，注意不能过于伤害人的情感。

2. 注意把控志愿者在活动中的情绪状态，有的志愿者可能会回忆起曾经经历的创伤，工作人员要及时疏导抚慰。

活动启发

活动价值探讨

我们都需要获得反馈。有人愿意每天回家面对冷冰冰的机器人吗？为什么我们说，在家庭中"冷暴力"也是一种暴力？当我们发怒、我们不满、我们抱怨时，得到的仅仅是一句"那我也没办法，你还想让我怎样"的时候，我们是什么感觉？当投注出去的情绪，没有得到回馈的时候，我们会体验到"联结断掉了"的感觉。实际上，换一种方式，也许只要说一句"我知道你现在很不满，我知道你现在很愤怒……"也许就有不同的结果。如果一个人总被他人冷漠对待，他还愿意主动与别人交往吗？答案是显而易见的。

热情与积极也需要反馈。助残志愿者的工作，是为爱发电的工作。要善良，要有健康的人格与强大的内心，才能从事具有奉献意义的助残工作。热情与积极，是他们必须具备的工作态度。我们要明白，热情与积极也会有耗竭的时候，每个人的心理能量都是有限的。当我们自己的笑容获得了他人的微笑回应时，当我们的善意被他人感受到并且也对我们表达善意时，这种双向的强化是令人感到温暖的，也会成为人们坚持下去的一份动力。

活动案例反思

活动一开始，心理老师给每位志愿者分发纸和笔，要求大家写下自己认为搞笑的事情，可以是生活中发生的事情，也可以是让自己印象深刻的笑话。志愿者们仔细地回想印象中最搞笑的事情，时不时笑出了声。待大家都写好之后，活动进入"谁都不许笑"环节。心理老师要求每个人分享自己写下的搞笑事情，分享的过程中，其他的听众不能发出笑声，要保持冷漠的态度，甚至可以出言讥讽，但总有人会忍不住发出笑声，大概是因为分享的事情实在太搞笑了。接着活动反转，进入"谁都要笑"环节，志愿者们还是依次分享故事，但与上一环节的要求相反，听众需要做出夸张的表情并且捧腹大笑，给予分享者热情的回应。在这个过程中，大家一点都不吝啬自己的笑声，笑声此起彼伏，萦绕在辅导室内。"在说好笑的事时，看到大家跟着我一起笑，我感觉更开心了。"有的人说。"没错，如果我讲了一个笑话，没人有反应，我会特别尴尬，恨不得赶紧下去。""笑声真的会传染，我听到别人笑，自己也忍不住。"

096. 爱的抱抱爆

一、活动目的

1. 让志愿者们体验热情给人带来的感受。

2. 让志愿者们体验过于热情会带来怎样的效果。

二、时长要求

约 30 分钟。

三、场地要求

室内团体心理辅导室。

四、人员准备

1. 一名工作人员把控活动流程。

2. 一名工作人员提前准备材料。

五、道具准备

红线，一些用来当作障碍物的小物品，气球。

六、程序设计

1. 将志愿者们进行分组，两人为一组。

2. 从起点开始，各组志愿者需要将气球放在两人的腹部中间，以拥抱着移动的方式，绕过布置的障碍物，穿过拉起的网线，将气球送达终点。活动过程中，气球不能破，也不能掉落，否则就需要重新来一遍。

3. 到达终点后，志愿者们要齐心协力，将气球挤爆。

4. 让志愿者们分享，在运送气球过程中和挤爆气球时，自己的感想和体验分别是什么。

5. 工作人员进行总结归纳，重申"热情应适度"的主题，说明热情过火会给人带来不适。

七、注意事项

1. 在游戏过程中要注意安全。

2. 不可用面部等部位挤爆气球，注意气球爆炸时可能存在的安全隐患。

活动启发

活动价值探讨

过于热情也是一种负担。我们每个人都需要一定的空间，不论是身体的安全社交距离，还是内心的安全距离。当面对一个过度热情的人的时候，我们是什么感觉？"你尝一尝这个，特别好吃，你吃一下，不吃就是不给我面子！"面对这样热情的人，我们的第一反应很可能是：想拒绝，不想吃。因为这种热情实际上带有命令的色彩，仿佛要入侵你的边界，一旦你同意了，就会有一种边界被打破的不适感，接下去可能会有更多莫名其妙的"热情"要求相继而来，而我们只想躲得远一点，再远一点。

学会保持自己的边界。一是我们要注意，自己对别人是不是"过度热情"，以至于让别人难以招架。有时候，我们可能意识不到自己是在用热情控制别人，比如劝酒文化。二是我们可以勇敢地说"不！"这是一种坚定，更是一种对自己边界的守护。一旦学会了这种坚定，你会发现，周围那些"麻烦"渐渐都消失不见了，因为你让别人知道入侵自己的边界是不可以的。

活动案例反思

心理老师先将志愿者分为两人一组运送气球，在整个路段中，需要跨过障碍呼啦圈，钻过障碍栏杆，最后需要两人合力将气球挤爆。在活动结束后，各组成员分享了"抱"与"爆"的区别。志愿者们总结说："有一定距离的拥抱是安全且舒服的，运送气球通过障碍物也没有想象中那么困难，反而是挤爆气球的环节比较困难，气球爆炸时也令人害怕。这让我想到，我们在做志愿服务时，虽然要热情，但是一定要保持适当的距离，过度的热情可能会适得其反。"

模块 11-3：真 诚

097. "捧人"赛

一、活动目的

1. 让志愿者们认识到，赞美别人是一种良好的品德。

2. 让志愿者了解，真正做到真诚是不容易的。

二、时长要求

约 30 分钟。

三、场地要求

室内团体心理辅导室。

四、人员准备

1. 一名工作人员把控活动流程。

2. 一名工作人员提前准备活动材料。

五、道具准备

椅子。

六、程序设计

1. 带领志愿者们围成一圈坐下。

2. 选择一名志愿者做"主角"，其他志愿者开始称赞"主角"。一人说一句，并且称赞的语句不能重复。

3. 不能说与事实明显相反的称赞语，否则将被视为无效。志愿者说虚假称赞语超过三次，就会被封为"厚颜无耻之王"。

4. 每一位"厚颜无耻之王"都要从惩罚条中抽取一个，接受惩罚。

5. 志愿者们交流分享感受，被大家称赞时心里在想什么。采访各组最后一位志愿者，在大家都夸赞完之后，轮到他们时，有什么样的感受。

6. 工作人员进行总结归纳。

七、注意事项

1. 称赞的内容不局限于外貌体型特征，可以引导大家对小组成员的性格或者观察到的一些细节进行夸赞。

2. 惩罚的设置应多样有趣。

活动启发

活动价值探讨

真诚赞美别人。真诚不一定是说真话，而是不说谎话。相信大家知道真诚的赞美与夸张的赞美的区别，这是两种截然不同的感觉。"哇，厉害了，你真的太棒了！"我们听到这样的赞美，可能心里毫无波动，甚至怀疑对方是不是装出来的。而"我喜欢你今天做的小装饰""这身衣服的颜色很适合你，我就穿不了这种""今天你做的菜真的很符合我的口味"这样的话语，才能让我们真正感觉到被赞美了、被肯定了。

承认比掩饰更难得。我们有时候会用"酸葡萄"心理和"甜柠檬"心理来自我防御，正如寓言故事讲的那样，吃不到葡萄的狐狸，用"葡萄一定是酸的"来安慰自己。"柠檬"很酸，而我们只有柠檬可吃的时候，会强调柠檬也没那么酸，挺甜的，挺香的，还富含维生素。这样的做法，可以帮助我们保持心理平衡，减少挫折感。一般来说，真正能够接纳"有的东西我就是没有，我的确是个平凡人"的时候，我们会减少对自己的苛责，但这很难做到。只有承认自己平凡，才能激励自己更加努力地工作、生活。

活动案例反思

在活动过程中，志愿者都愿意称赞对方，可爱、温柔、稳重、大方……许多正面积极的词语回荡在心理团辅室内，听到他人的称赞，志愿者的脸上都洋溢着羞涩而开心的笑容。所有志愿者在被称赞后都表示，自己被他人真诚地称赞时，自己是十分开心的，而被他人虚假称赞时，反而会觉得对方是在贬低自己。"如果对方的称赞很夸张的话，我会觉得他是在讽刺我。"有的人说道。"真诚地夸我，我会觉得这个人真有眼光！""我以后也会尽量不夸张地夸人，看来这还是门艺术，是得学一下，不然，什么时候得罪人了可能我都不知道。"这位志愿者的话让大家纷纷点头。

098. 锦上添"画"

一、活动目的
1. 让志愿者们明白真诚不易。
2. 让志愿者们认识到，对他人的真诚应适度，过于干涉他人并非真诚。

二、时长要求
约 30 分钟。

三、场地要求
室内团体心理辅导室。

四、人员准备
1. 一名工作人员把控活动流程。
2. 一名工作人员准备材料。

五、道具准备
大白纸，多种颜色的彩笔，椅子。

六、程序设计
1. 志愿者们坐成一圈，每人手里有一张白纸、一些彩笔。
2. 给志愿者们 15 分钟的时间画一幅画，不限主题。
3. 画完后，每个志愿者将自己的画依次递给左手边的人。
4. 给大家 5 分钟时间，每名志愿者用画笔给自己手中的画加上新元素，要求不能破坏画面原来的意境。
5. 在画完之后，每名志愿者要对自己手中的画进行解释说明：这幅画之前是什么样的，我觉得它想表达什么，我在图片中加了什么元素，我为什么要加这样的元素进去。
6. 在志愿者说完之后，原作者对自己的画作进行解释说明。其他志愿者积极关注，看新老作者的解释是否一致，新元素的增加有没有破坏画作的整体意境。
7. 志愿者们分享交流自己的感受。
8. 工作人员进行总结归纳。

七、注意事项
1. 添加的元素不能过小，否则基本看不出差异，活动也就失去了意义。
2. 在活动中，若有志愿者对他人的改动产生负面情绪，应先帮助他做心理疏通。

活动启发

活动价值探讨

自己写的艺术字，自己完成的画作，自己创意设计的小手工，你愿意让别人动你的东西吗？当有人告诉你："你还不如这样，我给你改一改吧！"你是什么感觉呢？我们在众多活动中，尤其是团体活动中可以发现，有的人能够对他人的改动表示默许，但是更多的人不能，因为别人的改动会破坏我们对作品的理解，有时候甚至会破坏我们倾注在作品中的情感。所以，不要让你真诚的建议成为别人的负担。

不论处理什么事都应适度。不管在什么时候，我们都应该学会适度。俗语说，"少吃多滋味，多吃伤脾胃"，这是说吃喝应适度；"过刚易折"，这是说性格过于极端容易自伤；"怒极反笑，乐极生悲"，这是说情绪不宜过于极端。中国的哲学智慧，是追求和谐。在中国文化中，处事极端，不懂得适可而止，往往会招致祸患。志愿者们应明白，真诚不易，要学会适度地表达。

活动案例反思

活动开始，志愿者用彩笔在画纸上画一幅画，不限制主题，可以尽情发挥自己的想象力。他们有的画的是美丽的沙滩，有的画的是一间雅致的烘焙甜品店，有的画的是诗人纵情山水图。等所有人画完后，志愿者将自己的画传递给左边的人。拿到其他人的画后，志愿者在这幅画上添加新的元素，但是不能破坏画的整体意境。这一轮元素添加结束后，志愿者依次开始对自己手中的画进行解释说明，这幅画想要表达什么意思，自己添加的元素是想表达什么内容。最后，每个人拿着自己的画说明画的含义，看与他人的解释是否一致，看看添加的元素有没有破坏画的整体意境。大家在分享环节说："实际上，我并不觉得其他人给我改得不好，但是不知道为什么，别人改我的画，我会觉得不太舒服，虽然游戏是这么设置的。""我画的是山水画，旁边的人加了一两个小动物，我觉得这样还行，就好像邀请别人来我家做客一样。""对，我也是，别人画的时候我会紧张，担心他的改动不符合我的想法，但是我又不能拒绝。"小成总结说："通过这次活动，我明白了不能擅自去改别人的作品和想法，不能自以为是，给别人提太多建议和意见，这样会让别人感觉不舒服。"

模块 11-4：共　情

099. 读心术

一、活动目的

1. 让志愿者们学会演绎情绪。

2. 让志愿者们学习共情的方法。

二、时长要求

约 30 分钟。

三、场地要求

室内团体心理辅导室。

四、人员准备

1. 一名工作人员把控活动流程。

2. 一名工作人员准备材料。

五、道具准备

情绪故事案例。

六、程序设计

1. 工作人员前期需要对情绪故事进行梳理，并自己表演练习，以默剧的形式将故事案例和情绪完整表达出来。

2. 工作人员站在志愿者中间，表演情绪故事。

3. 志愿者在看完工作人员的表演之后，思索一下其中表达的情绪，并在纸上写下来。

4. 志愿者们排序，依次将自己所理解的情绪表演出来。其他志愿者在观看表演时，记录每一个表演传递出来的情绪。

5. 工作人员将自己想要表达的情绪说出来，大家根据纸条，评选出观察得最准确和演绎得最像的志愿者。

6. 志愿者们交流分享感受。

7. 工作人员进行归纳总结。

七、注意事项

1. 工作人员最初的表演要切合主题，不能从一开始表演就出现歧义。

2. 交流分享时要注重对情绪理解差异的讨论。

活动启发

活动价值探讨

共情的重点在于先感受。静下心，才能听到情绪的声音。心不静，往往是因为思绪过多，纷扰复杂。共情，就要心先静。我们在前文中已经描述过共情的一些方式，此次活动就是用一种新的方式，让工作人员进一步练习共情。

避免自身想法的投射。心理投射的过程可以说无处不在。我们在与人交流时，常常不由自主地把自己的推测和想法加进来，以为别人的想法就是自己猜测的那样，这种情况往往是需要我们警醒的。共情的过程，投射也是难以避免的。我们看到一个盲人在摸索钥匙，会猜测他是不是想家了，但是他可能只是在判断这把钥匙是哪个屋门的，这时候我们的猜测就是一种投射。

活动案例反思

"读心术，听着就像魔法一样，那么我们能不能猜出别人要表达的情绪呢？实际上，通过心理学的一些练习，我们的确能够在一定程度上更理解他人。这份理解，是建立在对他人行为和言语背后的情绪的理解之上。"老师讲解完规则之后，大家开始了活动。有的人演绎了自己在等人时的焦急，他东张西望，左顾右盼，却被其他人理解为在"盯梢"。有的人演绎了自己被老师批评时的羞愧与尴尬，获得了大家的一致认同。还有的人展示了表演天赋，一个人撑起一台戏，成功演绎了一场家庭纠纷，被大家推举为新晋"影帝"。"这次的活动很考验大家的演技，有时心里想的和演出来的似乎不是一回事。不过，当我猜对其他人演绎的主题时，还是挺有成就感的。"有的志愿者总结说。

100.“同理心”的力量

一、活动目的

1. 让志愿者们理解同理心和同情心的差别。

2. 让大家学会运用共情的方法。

二、时长要求

约30分钟。

三、场地要求

室内团体心理辅导室。

四、人员准备

1. 一名工作人员把控活动流程。

2. 一名工作人员提前准备活动材料。

五、道具准备

同理心和同情心的题库（选择题、问答题），同理心的讲解视频，桌椅，纸，笔。

六、程序设计

1. 志愿者们围坐成一圈。

2. 工作人员播放题库中的题目，每播放一道题，就让志愿者判断这道题与同理心有关还是与同情心有关。

3. 所有的题目播放结束后，工作人员公布答案；大家对照答案给自己的回答评分。工作人员引入话题：什么是同理心和同情心，二者的差别在哪里？

4. 播放视频《同理心的力量》，让大家理解什么是同理心。

5. 让志愿者们根据自己的理解，再次回顾最初的选择题，对问题进行系统的梳理。

6. 志愿者根据自己所理解的共情来回答问题，其他志愿者判断这个回答与同理心有关还是与同情心有关。

7. 志愿者讲解自己所理解的共情。

8. 工作人员进行总结归纳。

七、注意事项

1. 大家容易混淆同理心和同情心，在选择题目时应该格外留意这一点。

2. 工作人员对共情的理解应该准确到位，概括应凝练简洁。

活动启发

活动价值探讨

同情与同理。同情，是一种悲悯；同理，是一种感同身受。当我们看到一个受伤的小孩子在哭的时候，同情他的人会说："好心疼他啊，他好可怜啊！"而持有同理心的人，可能会走过去，抱一抱他，轻轻对他说："我知道你现在很痛，知道你可能很害怕，没关系，我会陪你一会儿。"前者是站在旁观者的角度，在围观，在评判；后者却是设身处地地站在受伤的孩子这边，理解并陪伴着他。学会用同理心来替代同情心，才是真正的共情的体现。

共情的练习。有的人天生对情感有很强的感受力，他们能自然而然地理解别人，与别人共情。有的人情感感受力不是很强，他们不是缺乏感受力，而是缺乏情感敏感度和对表达时机的判断。这就需要进行一定的训练。同时，我们还要注意，刻意用一些话语来训练，例如"我理解你现在的感受"，其实是一种比较低级的共情，高级别的共情更加自然、贴切，能够将共情的感受更加细致而真实地反馈出来。这不仅需要训练，更需要经验的积累。

活动案例反思

此次活动是通过回答问题的方式，帮助志愿者巩固对共情的认识和理解。刚开始，大家对同情和同理的认识比较模糊，经过答题，逐渐形成了较为清晰的认识。"我理解您的感受，换成是我，当时肯定也非常生气。"大家可以判断出这是同理心。"天呐，那你当时一定很生气吧！"有人认为这是同情心，老师对这个题进行了讲解。最后，大家进行了一些归纳总结。"同情，是授人以鱼，让人感觉温暖，至少还会被安慰；同理，是授人以渔，让人真正感觉对方懂自己。""同情是旁观者，同理是意念附身。"志愿者们用新奇的解释，更深入地理解了同理心。

模块 11 –5：积极关注

101. 声外音

一、活动目的

1. 让志愿者们理解，面对同样的人、事、物，每个人的感受是有所不同的。

2. 让志愿者们体会积极关注。

二、时长要求

约 30 分钟。

三、场地要求

室内团体心理辅导室。

四、人员准备

1. 一名工作人员把控活动流程。

2. 一名工作人员提前准备活动材料。

五、道具准备

几组旋律不同的音乐，纸，笔，桌椅。

六、程序设计

1. 助残志愿者围坐成一圈。

2. 工作人员播放音乐，要求大家听完之后，将想法记录在纸上，记录的内容包括：自己从音乐中听到了什么，听完之后有什么感受。

3. 在每一首音乐播放完之后，志愿者依次分享自己的所思所想，工作人员进行记录。

4. 志愿者们放下纸笔，依次复述刚听到的右手边志愿者的发言，工作人员和其他志愿者一起判断复述的正确率。

5. 志愿者们交流分享感受。

6. 工作人员进行总结归纳：虽然经历了相同的事件，但每个人体验到的情绪会有所不同。学会积极关注并不是一件容易的事。

七、注意事项

1. 选择的音乐要有辨识度，有情节感。
2. 每首音乐的时长控制在一分半钟左右。

活动启发

活动价值探讨

知道"我以为"只是"我以为"。听起来仿佛绕口令，但事实有时候就是如此。先入为主的"我以为"会造成不必要的误会："我以为他看见了群里发的文件。""我以为他听懂了我的意思。""我以为这件事与我有关。"……最后往往发现，是我们一开始就"断章取义"，以为自己看到的就是事情的全部。避免误会，多问一句，想不明白就说出来，或者解释一下自己的想法，这样才能避免误会的发生。

主观推断在所难免。我们总是在避免看问题过于主观，希望尽量客观。然而，主观推断总是在所难免的。简单的美丑判断，就能体现不同的主观审美水平。我们在成长中发现，人和人的想法不可能永远一致，甚至常常不能一致，因为每个人的基因就各不相同，又有着不同的成长环境与过往经历，这些都会塑造每个人不同的观念。明白自己的想法无论综合了多少客观信息，最终还是会得出一个主观结论，这一点尤为重要，这样我们才能尽量避免"别人应当与自己的想法一样"这样的不合理观念。

活动案例反思

活动开始前，心理老师让志愿者围坐成一圈，提示大家，接下来将要播放一段曲子，需要大家仔细聆听，用心感受从中听到了什么。第一段曲子是节奏舒缓的钢琴曲，大家都沉浸在曲子里，仔细地感受着。有人说："我从这段曲子中感受到了自由悠闲，就好像是在一个没课的周末，自己睡到自然醒，清晨的阳关从窗户投射进来，有一丝慵懒，一丝惬意。"有人则听到了另外一种声音："我感觉我处于一片无垠的大海中央，很平静，但寒冷的海风吹在我身上，让我忍不住打哆嗦。一望无垠的海面上，看不到任何伙伴和朋友，一种孤独感油然而生。"心理老师总共播放了三段曲子，每段曲子播放结束后，志愿者总会有不同的感受。在分享过程中，大家表示，经历相同事件之后，每个人体验到的情绪会有所不同，在听别人说话的时候，应该先静下心去理解。

102. 看图说话

一、活动目的

让志愿者感受并实践积极关注。

二、时长要求

约 30 分钟。

三、场地要求

室内团体心理辅导室。

四、人员准备

1. 一名工作人员把控活动流程。

2. 一名工作人员提前准备活动材料。

五、道具准备

纸，多彩颜色笔，桌椅。

六、程序设计

1. 志愿者围坐成一圈。

2. 要求志愿者在 10 分钟内画一幅画。

3. 10 分钟后，大家将自己的画作放到桌子上，每名志愿者从中随机抽取一张，但不能抽取自己的作品。

4. 每个志愿者展示自己手中的画，并说一说自己从这幅画里看到了什么，这幅画讲了一个什么故事，再猜猜这幅画是谁画的。

5. 每个志愿者都拿回自己的画，向大家解释其中的含义。

6. 工作人员总结大家在描述画作时出现的问题和表现的优点，重申主题：要做到积极关注，学会从对方的角度看问题。

七、注意事项

1. 志愿者画作的内容尽量丰富，让其他志愿者有发挥的空间。

2. 不必过分聚焦"正确性"，要启发大家体验无条件积极关注。

活动启发

活动价值探讨

积极关注。从心理咨询理论来看，积极关注分为无条件积极关注和有条件积极关注。举两个例子来帮助大家理解：小孩子希望爸妈能陪自己玩一会儿，爸妈一边看电视一边告诉他："你先把今天的作业写完，我就陪你玩。"这就叫有条件。对于孩子而言，他要获得关注是有条件的，表现好才有可能获得爸妈的关注，这种教养方式是不利于孩子成长的。而无条件积极关注是让对方知道，无论你是什么样的人，无论你做什么，我都会关注你，并且会关注你好的那一面。这样的父母会告诉孩子："没关系，爸妈看着你玩……你玩起来的时候很认真很投入，你做的这个小玩意真有趣！"

被关注过才能学会关注别人。此次活动可以让志愿者们体验被积极关注的感觉。许多人在成长中都有不被关注的心理缺失，实际上，人们一般都希望自己被关注，有这方面的心理需求。你向朋友倾诉的时候，在他面前哭一场，和你自己一个人躲在家里哭一场，是两种截然不同的感受。通过这样的方式，志愿者们可以感受自己被关注的感觉，知道别人是怎么做的，这样自然而然可以学会如何去关注他人。

活动案例反思

此次活动开始前，老师先给大家简单讲解活动规则。有的志愿者不好意思地问："我不会画画怎么办？""画得太丑了，担心别人看不懂。"大家对自己的绘画水平不太自信。在老师的鼓励下，大家纷纷开始作画。有的人画了简单的山水图，有的人画的是几个小人儿的简笔画，有的人临摹了屋子里的一些情景，还有的人画了自画像。画完后，大家抽出不同的画，开始观察并讲解。"我拿到的画，感觉画的就是我们在屋子里举办活动的情景，这个穿黑色短袖的应该是我，那个长头发戴眼镜的应该是小齐……我猜作者没有画他自己，所以没出现在这幅画里的人应该就是作者。""我拿到的画，上面有一个房子，外面是草地，还有小羊和小动物，天上有太阳，很像我们以前用电脑画图软件画出来的，感觉很宁静，像是理想中的生活场景，我猜应该是小刘画的。"大多数图画，大家基本都能说出个大概意思，不过有的志愿者对图画的理解与作者本身想表达的有出入，尤其是一些比较抽象的画作，在作者解释完之后，大家都笑了起来。"我发现，虽然我画的不怎么样，但是我认真传达的一些想法，其实也能被大家看出来。"有的志愿者这么说。"好像图画越抽象，大家的理解出入就越大。"有的志愿者总结说。

第六部分　能力进阶

视力残疾体验

听力和言语残疾体验

肢体残疾体验

智力和精神残疾体验

模块 12 – 1：视力残疾体验

103．盲人三角形

一、活动目的

1．志愿者体验蒙着眼罩参与个人和团队活动有什么不同。

2．让志愿者体验盲人的不易。

二、时长要求

约 30 分钟。

三、场地要求

室外。

四、人员准备

1．一名工作人员把控活动流程。

2．一名工作人员提前准备活动材料，联系活动场地。

五、道具准备

眼罩，绳索。

六、程序设计

1．工作人员将志愿者分组，每组 3 人，每组一捆绳索。

2．活动前发给每个志愿者一个眼罩，工作人员将绳索放置于活动场地的任一位置后，开始说明规则：请组员设法找到绳索，并将它摆成一个三角形的造型，三角形的顶端要朝向指定的方向。

3．志愿者戴上眼罩，在活动过程中，手不可离开绳索，确定完成时，举手向工作人员示意。

4．确定摆放完成后，志愿者将眼罩取下，看看大家的集体合作成果。工作人员可以视情况而定，增加游戏难度（如把绳索摆成四边形、五边形、六边形等）。

5．请各组派出一位志愿者，再单独尝试一个人摆出三角形。

6. 志愿者交流分享感受。

7. 工作人员进行总结归纳。

七、注意事项

1. 每一小组内的人数较多，在蒙上眼罩操作时，要让大家注意安全。

2. 选择的场地尽量松软、平整，注意地面上不要有尖锐的物体。

活动启发

活动价值探讨

"上帝在我眼前遮住了帘。"大家可能听过这首歌——《你是我的眼》。这首歌是一位盲人歌手创作的，他用歌声生动地唱出了一名盲人的感受。仿佛上帝在自己眼前遮住了帘子，忘了掀开一样。我们能看到五彩缤纷的世界，他们的眼前却是漆黑一片。在充分理解盲人的不易的同时，我们也不要忘记，他们可能在其他感官上比我们更加敏锐，例如听觉、嗅觉等；他们可能比我们更能心无旁骛，更加专心致志。

众人拾柴火焰高。我们都知道，一根木筷易折断，一把筷子掰不断。一个人完成任务有一个人的好处，可以加入更多的个人想法，比较自由。但是一个人完成任务也有难处，要做的事情更多，花费的精力更大，一个人的点子可能不如团队的集体智慧。作为盲人，他们可能更需要与团队一起，体会自己在团队中的价值，体会互相依靠与帮助的温暖。

活动案例反思

心理老师首先将志愿者分为 3 人一组，给每位志愿者都发了一个眼罩。志愿者在起点处戴上眼罩后，心理老师在活动场地的某一位置放置绳索。活动开始后，志愿者在看不到任何事物的情况下，一步一步往前探去，用脚或用手去感知绳索。第一个志愿者找到绳索后，迅速呼喊组员们一起来将绳索摆成三角形的造型。这一轮活动中，每组志愿者都很好地完成了任务。于是，心理老师加大了任务难度，将大家分为 5 人一组，要求把绳索摆成一个五边形。刚开始摆的时候，绳索有交叉，但很快志愿者就意识到了这个问题并及时做出调整。在志愿者的共同努力下，一个近乎完美的五边形完成了。摘下眼罩后，志愿者都表示，看不见的滋味真的不好受，走路的时候小心翼翼，很害怕跌倒。随后，老师又请各组派出一名志愿者，尝试一个人摆出三角形，其他人不能给予提示。志愿者们在场地中小心摸索，拉着绳索从一端歪歪扭扭走到另一端，有的人明显感觉难以定位，摆不出三角形，更别说五角形了。摘下眼罩之后，大家都表示，一个人真的太难了，没有人提醒，根本不知道自己走的方向对不对。

104. 黑暗迷宫

一、活动目的

让志愿者充分体验盲人的不易，习得作为"盲人"的经验。

二、时长要求

约 30 分钟。

三、场地要求

室外。

四、人员准备

1. 一名工作人员把控活动流程，进行指挥和计时。

2. 一名工作人员提前准备活动材料，联系活动场地。

五、道具准备

眼罩，终点按钮键（可以计时），细红绳，各种物品设置成的障碍。

六、程序设计

1. 工作人员用细红绳划分出游戏活动场地，并在场地里布置障碍物。

2. 活动前先发给每个志愿者一个眼罩，工作人员将戴上眼罩的志愿者引导至活动起点。

3. 活动内容包括：首先，穿过装满水的塑料杯方阵，志愿者在行走时，不能将水杯碰倒，碰倒一个，就需要在总时间上再加 1 秒；其次，聆听旋律节奏，猜出下一个相应的旋律节奏即可过关；最后，走到其他志愿者身前，通过触摸说出这名助残志愿者的名字。

4. 当下一名志愿者开始活动时，将摆放的障碍物重新更换位置。

5. 每名志愿者成功通关后，要按下终点键并记录时间。

6. 在活动结束后，工作人员宣布每名志愿者所用的时间。

7. 志愿者交流分享感受。

8. 工作人员进行归纳总结。

七、注意事项

1. 活动的方案可以根据活动材料进行调整。

2. 为了避免助残志愿者提前看到障碍设置（如装满水的塑料水杯），可以让助残志愿者先蒙上眼罩，再将障碍物打乱。

3. 当志愿者通过第三关时，工作人员可以牵着他的手给予一定的引导，避免出现尴尬状况。

活动启发

活动价值探讨

不要被心理障碍困住了前行的路。心有魔障，路就不畅。想象一下，如果在山中探险，看到前方的小路被树木遮盖，感觉里面可能有蛇和毒虫的时候，会是什么感觉？不安、焦虑、紧张……有的人可能会选择放弃。但是，有的人鼓起勇气，用棍子探路，走过去之后发现，前方有奇异的美景。当我们感到恐慌的时候，可能会被未知的危险吓住，不敢前行。扫除内心的障碍后，我们才能勇敢前进。

迷宫的心灵意义。最早的迷宫建于迈锡尼时期，约公元前1600年，在克里特首都的一座王宫里。到了古罗马时期，迷宫的图案中往往有神话人物，比如忒修斯和被杀死的弥诺陶洛斯。在神话故事中，迷宫的中心往往囚禁着吃人的怪物。到了基督教时期，迷宫的神圣力量又回来了。人生如同一座迷宫，而这座迷宫的中心是人生的转折点。只有通过艰难曲折的朝圣之路，才能告别罪恶的生活，到达迷宫的中心，在那里找到人生的目的。因此，迷宫经常代表人类对未知的恐惧与探索。而迷宫本身具有迷惑性和复杂性，也经常被设置成游戏。成功走出迷宫，能给人带来成就感，意味着充满智慧，能够破解障碍。

活动案例反思

　　此次活动中，志愿者被要求戴上眼罩穿过迷宫。迷宫中设置了装水的小塑料杯，碰倒的话就会加时。志愿者们知道有障碍物后，全都不由自主地弯下身体，用脚尖一点一点摸索着探路。有的人方向走对了，就算前面没有水杯，仍然犹犹豫豫，走得非常慢。每个人都花了较长的时间才完成活动。摘下眼罩之后，大家都松了一口气，纷纷表达自己的感想。有的志愿者说："太难了，我总感觉自己下一秒就会撞上水杯！"其他旁观的志愿者笑着告诉他："其实你刚走的那一段前面根本没有水杯。"还有人说："我发现，大家一开始都觉得迷宫特别难走，走完了才知道，实际上并没有那么难，以后不能先自己把自己吓倒。"

105. 盲人摸象

一、活动目的

让志愿者在体验盲人不易的基础上，逐渐理解盲人的行为和心理。

二、时长要求

约 30 分钟。

三、场地要求

室外。

四、人员准备

1. 一名工作人员把控活动流程。

2. 一名工作人员提前准备活动材料，联系活动场地。

五、道具准备

1. 红色不透明的长方形丝绸，音乐，音响设备。

2. 根据活动的人数制作抽签用的纸条和惩罚纸条。

六、程序设计

1. 工作人员让志愿者抽签，抽到相同数字的人为一组，利用"石头剪刀布"选出谁扮演"新娘"，谁扮演"新郎"。

2. 给扮演"新娘"的志愿者 3 分钟的时间，让她们记住"新郎"的模样，比如今天的发型、衣服的质感等。

3. 3分钟过后，"新娘"盖上红色丝绸，"新郎"围成一圈，"新娘"站在中间。

4. "新娘"开始寻找"新郎"，确认找到自己的"新郎"时，举手示意。

5. 工作人员揭开"新娘"的红色丝绸，如果寻找正确的话，就可以"喜结连理"；如果寻找错误的话，"新郎"就要抽一个惩罚纸条，和"新娘"一起完成惩罚内容。

6. "新娘"分享自己找寻"新郎"的感受，"新郎"也分享自己的感受。

7. 工作人员进行总结归纳。

七、注意事项

1. 在"新娘"寻找时，"新郎"要站得紧密一些。

2. 要注意引导志愿者理解盲人的行为和心理。

活动启发

活动价值探讨

你就是你，而不是各种元素的集合体。如果请你描述你的一个好朋友，许多人可能会介绍，自己的朋友是男是女，今年多少岁，长相如何，在做什么工作，性格如何，有哪些优点，和自己一起上学的时候发生过什么有趣的事，等等。很少有人会说，朋友经常穿什么颜色的衣服，他的衣服是什么料子，他戴什么样的饰品，因为这些信息元素毫无特定性，换一个人也可能有这些特点。人的特点往往是内在的，外形和服饰只能给别人留下外在的印象，长久的友谊还是要靠内在的人格魅力。

盲人摸象。几个盲人围在一起讨论大象究竟什么样，摸到象耳的人说，大象就像是蒲扇；摸到象牙的人说，大象应该像萝卜一样；摸到象尾的人认为，大象就像是绳子。几个人各执一词，互不相让。这个成语是比喻看问题以偏概全，不能了解真相。此次活动能让工作人员明白，为什么盲人有时候会固执，会片面，从而更加理解他们。

活动案例反思

　　心理老师首先让志愿者抽签，抽到相同数字的为一组，分饰"新郎"和"新娘"两个角色，"新娘"有 3 分钟时间记住"新郎"的模样。"新娘"试图通过发型和衣服的质感来记住自己的"新郎"。有的"新娘"记住了"新郎"衣服纽扣的形状，有的"新娘"记住了"新郎"衣服口袋的位置。大家更多的是选择有利于手指触觉判断的特征，很少有人会选择用手"记住""新郎"的五官特征。心理老师悄悄让其中两位"新郎"换了衣服，两位"新娘"按照衣服来判断，只判断对了衣服，摘下眼罩却发现人换了，大家哈哈大笑起来。"没办法，我只能记住衣服。"有的"新娘"回答。"用这种方式记住一个人，只能是在游戏当中，衣服一换人就不对了，对于盲人来说，就更难发现了。"另一位志愿者说。

模块 12－2：听力和言语残疾体验

106. 无声传话

一、活动目的

1. 让志愿者在戴着耳机的情况下，锻炼一定的"读唇语"能力。

2. 体验听力残疾人与人交流的困难，理解听力残疾人的不易。

二、时长要求

约 30 分钟。

三、场地要求

室内团体心理辅导室。

四、人员准备

1. 一名工作人员把控活动流程。

2. 一名工作人员提前准备活动材料。

五、道具准备

耳麦，桌椅，故事短句，纸笔。

六、程序设计

1. 工作人员将志愿者进行分组，4—6 人为一组。每次游戏，两组人员同时进行，第一名志愿者聆听故事短句，剩下的志愿者戴上放着音乐的耳麦。

2. 志愿者在听完故事短句后，用唇语向下一名志愿者转述，其间可以用肢体辅助表达，但是不能发出声音。

3. 传达结束后，最后一名志愿者确定自己听完，举手示意工作人员。

4. 请志愿者摘下耳麦，各组的最后一名志愿者在纸上写下自己所理解的"唇语"表达的意义，写好后交给各组的第一名志愿者。

5. 各组的第一名志愿者读出纸上的内容，并说出原本要复述的内容。

6. 志愿者交流分享感受。

7. 工作人员进行归纳总结。

七、注意事项

1. 故事短句的要求是，一句话能够表达出一个完整的意思。

2. 播放音乐的耳麦声音不宜过大，以免对志愿者造成伤害。

活动启发

活动价值探讨

他的世界一片静默。两耳不闻窗外事，一心只读圣贤书。这种心无旁骛的状态，对于要考试的人也许是好事。但是，两耳听不到窗外事，又是怎样的一种痛苦呢？听力残疾人就生活这样的状态中。你提高声音与他说话，他仍然一脸茫然地看着你。他可能从来没有听到过清晨鸟儿清脆的鸣叫，还有溪水潺潺流动的声音。外出对他而言是危险的，因为他可能听不到后方来车的喇叭声。他看起来一切正常，然而只能沉默地看着你，因为他听不到你对他说的话。

学会看懂对方的唇语。小孩子们也许玩过类似的游戏，捂住自己的耳朵，让同伴张大嘴，但小声讲话，自己来猜同伴说了什么。这是最简单的一种唇语练习，时间久了，听不到声音的残疾人也能猜出对方讲话的大概意思。这样的游戏有一定的趣味性和实用性，可以为听力残疾人提供一定的帮助。

活动案例反思

活动开始，老师让志愿者戴好耳麦，耳麦还播放着音乐，防止志愿者听到说话的声音。第一个故事是我们熟悉的"望梅止渴"，志愿者张大嘴巴说话来传达故事，但不管他说话语速是快还是慢，猜故事的志愿者还是睁大了眼睛，一脸茫然。讲故事的志愿者急了，一边张大嘴巴来说，一遍配合夸张的动作。围观的人都忍不住偷偷笑了起来。重复了几遍之后，终于有组员连蒙带猜，拼凑出了故事的关键内容。几轮活动下来，大家纷纷喊着"太难了""看不懂"。有志愿者说："平常不注意别人说话的口型，等用不了耳朵这个器官的时候，才发现它太重要了。"

107. 我划你猜

一、活动目的

1. 让志愿者体验言语残疾人如何通过手语来传递信息。
2. 让志愿者体验言语残疾人的不易。

二、时长要求

约 30 分钟。

三、场地要求

室内团体心理辅导室。

四、人员准备

1. 一名工作人员把控活动流程。
2. 一名工作人员提前准备活动材料。

五、道具准备

计时器，不同主题的词语（例如动物系列词语、人物系列词语）等。

六、程序设计

1. 工作人员将志愿者分为两人一组，一个表演，一个猜测。
2. 各组比赛时，可以从系列主题中选择一个进行表演，每组表演时间为2分钟。

3．工作人员在一旁计数，看哪一组在规定时间内完成的主题最多。在第一轮闯关中，前五名的志愿者可以进入第二个关卡。

4．前期已经选择过的主题系列，在第二轮比赛中不再纳入选题范围，第二轮的表演时间为1分钟。第二轮表演的前三名将进入最终的决赛环节。

5．最后一轮游戏时间变得更短，为30秒。同样，以前选择过的主题不再纳入表演主题之中，最后评选出冠军、亚军和季军。

6．志愿者交流分享感受。

7．工作人员进行总结归纳。

七、注意事项

1．主题词的难易程度要大致差不多，这样比赛更公平。

2．应先教志愿者学一些基本的手语。

活动启发

活动价值探讨

学一点手语。最近，央视主持人朱广权火了，因为他总能一本正经地在播报时说段子，大家看得哈哈大笑，他自己还能忍住不笑。最让大家敬佩的，还是跟朱广权搭档的手语老师。面对各式各样的段子轰炸，手语老师也难免手忙脚乱。在节目采访中，手语老师忍不住说："有时候真想抽他一顿。"还有观众开玩笑说，要给手语老师加钱。手语老师解释说，用手语翻译的时候，并不会每个字都翻译，而是尽量把一句话的大致意思翻译出来。

理解言语残疾人。伴随着笑声的，更多的是我们对聋哑人的思考。他们只能用手语来进行简单的交流。正如有的语言翻译不出汉语的博大精深一样，手语也难以传达出语言文字的力量。聋哑人只能通过手语简单地与人交流，他们的世界可能需要更多的美好才能弥补这份缺失。

活动案例反思

此次活动，志愿者们在比赛中体验了"比画"的困难。一开始，大家时间较为充裕，还能慢慢悠悠地用手比画，有时候一个简单的"小鸡啄米"，也会让组员猜测半天。随着时间的缩短、难度的提升，大家明显急了起来，动作更夸张了，手忙脚乱地比画，加上有的组员领悟力比较差，或者队员之间缺少默契，交流起来就像是"鸡同鸭讲"。活动最后，大家分享自己的感受，有的人说："我可真是急死了，都急得抓耳挠腮了。"也有的人说："他比画出来的东西跟我猜的完全是两码事，这样交流真的很困难。"志愿者们纷纷感叹："言语残疾人真的不容易。"

108. 聋与哑

一、活动目的
1. 让志愿者体验不能听和说的不便。
2. 让志愿者锻炼非言语表达的能力。

二、时长要求
约30分钟。

三、场地要求
室内团体心理辅导室。

四、人员准备
1. 一名工作人员把控活动流程。
2. 一名工作人员准备材料。

五、道具准备
桌椅，影视剧片段，计时器。

六、程序设计
1. 将志愿者进行分组，每组5—7个人。
2. 各组按照竖排坐下，第一个志愿者正面朝向工作人员，其余组员背面朝向工作人员，并且戴上播放着歌曲的耳麦，要求在5分钟内完成挑战。

3. 各组的第一个志愿者观看知名影视片段，并记住里面的经典动作。

4. 小组中的第一个志愿者不许说话，用拍肩膀的方式提醒小组的第二名组员，运用肢体动作（可加上唇语）进行表演。

5. 以此类推，最后一名志愿者在看完表演后，在纸板上写下这部影片的名字，计时结束。

6. 让最后一名志愿者在自己小组成员面前进行表演，工作人员亮出最后一名志愿者的答案。

7. 各组一共要完成3轮任务，最后一名成员要在规定时间内完成任务，否则就不计分。小组最后一名成员每答对一题，这个小组就加1分，活动最后评比出冠亚军。

8. 志愿者交流分享感受。

9. 工作人员进行总结归纳。

七、注意事项

1. 在活动过程中，每位助残志愿者都不能说话，也听不见播放的影视片段。

2. 工作人员需要充分激发志愿者非言语行为的表达能力。

活动启发

活动价值探讨

了解聋哑症。聋哑症是听觉与语言障碍兼有的病症。凡出生后或处于幼儿时期便有严重耳聋，不能听到说话的声音，以致无法学说话，或者初步学会说话后，又因耳聋丧失说话能力，都叫聋哑症。聋哑人不会说话，一般不是发音器官有什么病变，而是由于有听力障碍，不能模仿、学习说话，慢慢丧失了学习说话的能力，也无法自我矫正。聋是原因，哑则是结果。

走近聋哑人。如果我们自己一个星期不跟人说话，感觉会憋出心理问题。对于聋哑人而言，他们既听不到周围的声音，也不知道别人的嘴巴一开一合说了些什么，更不知道该如何与周围的人发生联系。许多聋哑症的孩子都在特殊学校学习。他们努力发出声音的样子，他们天真可爱、带着怯懦的小脸，都令人心酸。因此，我们应当给他们多一点关爱，让他们知道，即使听不见、说不出话，这个世界也不会抛弃他们。

活动案例反思

此次活动分别选取了大家都熟悉的《泰坦尼克号》《海上钢琴师》《猫捉老鼠》《哈利·波特》等经典影片的片段。组员们随机盲选，轮流开始。选到《泰坦尼克号》的小组最幸运，因为里面有一个经典的"Jack and Rose"站在船头的造型，果然，这一组很快就完成了信息传递，并且猜对了影片名称。选到《海上钢琴师》的小组就没有那么幸运，因为弹钢琴的动作比较常见，志愿者一定要模仿最后点烟的动作才行。《哈利·波特》虽然有名，但是演起来就更难了，谁能想到，你面前的队员手舞足蹈，嘴里念念有词，是在拿魔杖"施魔法"呢。活动室里不时传出阵阵笑声。最后，大家都分享了自己的感悟。"我自己帮助的残疾人里就有聋哑人，我很同情他们，但跟他们沟通确实比较困难。"有的志愿者说道。还有人说："是的，我也接触过这样的残疾孩子，他们真的太不容易了，而且他们还那么小，我一定要给予更多的耐心。有时候看到他们冲我笑，我感觉志愿者的工作真的很有意义。"通过活动，大家更加理解了听力和言语残疾人的艰辛。

模块 12-3：肢体残疾体验

109. 设身处地

一、活动目的

1. 让志愿者感受肢体残疾人在日常生活中的不易。
2. 让志愿者能够从内心深处与肢体残疾人共情。

二、时长要求

约30分钟。

三、场地要求

室内、室外皆可。

四、人员准备

1. 一名工作人员把控活动流程。

2. 一名工作人员提前准备活动材料。

五、道具准备

计时器，T恤，高跷，一些用作障碍物的物品。

六、程序设计

1. 此次活动共有三个环节，分别是单手穿衣、坐地起身和踩高跷过河。

2. 在单手穿衣环节，每名志愿者手中有一件衣物，游戏规则为：在仅用一只手的情况下，用最短的时间将衣服穿好。工作人员计时，并告知各个志愿者所用的时长。

3. 在坐地起身环节，志愿者需要坐在地上，尝试不用手接触地面站起来，感受上肢残疾人摔跤之后独自起身的困难。

4. 在踩高跷过河环节，志愿者每人手中一个高跷，从起点开始，要利用高跷跨过"河"（即障碍物）。

5. 志愿者交流分享感受：这三场活动，自己觉得最困难的是什么，由此想到了什么。

6. 工作人员进行归纳总结。

七、注意事项

1. 在游戏活动中，尤其是踩高跷过河环节，一定要注意安全。

2. 三场游戏活动对体能的要求较高，如果有志愿者身体素质较差，感到不适，应立即停止活动，在一旁休息。

活动启发

活动价值探讨

理解肢体残疾人。不知道大家在生活中有没有接触过肢体残疾人，他们有的残疾程度较轻，有的则较重。电视新闻中曾经播报过一些残疾人的励志故事，有的人失去了双手，但可以用残肢刷牙、吃饭。看到牙刷支在他们的手腕处，或者两条手臂夹着饭碗，真的令人感觉震撼。有一位小姑娘，她失去了双手，于是就用右脚练习写字。我们不知道她花费了多大的功夫来练习，但我们能看到，她的字迹清秀娟丽，比一些健全人写的都好看。在这些励志故事背后，是肢体残疾人难以言说的艰难。

残缺也是一种美。大部分残疾人是不愿意将自己的缺陷示人的，我们应该理解他们面对自身缺陷时的那一份脆弱。有的人能站起来继续努力前行，那是需要巨大的努力和勇气的，他们难道不美吗？如果人人都能接受"缺陷美"，就能营造更加包容的社会环境。

活动案例反思

此次活动共包括三个环节：单手穿衣、坐地起身和踩高跷过河。志愿者们听完讲解后就跃跃欲试了。在坐地起身环节，我们能看到各式各样七歪八扭的志愿者，他们不能使用双手，就不得不动用身体的其他部位来发力。有的志愿者小腿肌肉比较发达，核心力量还不错，倒地后还是艰难地站起来了，但大部分志愿者都是在地上打滚，想尽了各种办法也起不来。在踩高跷过河环节，大家笑着越过障碍物，稍有不慎就失去了平衡。志愿者们分享说："踩高跷环节，我只能是苦中作乐，一开始还觉得挺新奇挺搞笑的，摔了之后就不敢走了，还好有同伴扶着我。"还有的志愿者说："我一开始完成了单手穿衣，觉得自己很厉害，挺有成就感，但是一想到每天都这么穿衣服，我就笑不出来了。"此外，志愿者们还一致表示，坐地起身的环节非常难，如果上肢残疾人摔倒在地上，很难想象他们只靠自己怎么才能顺利站起身。

110. 一波三折

一、活动目的

1. 让志愿者体会，在三种不同的情境下穿过同一障碍有什么不同。

2. 让志愿者明白残疾人是需要大家共同关心的。

二、时长要求

约 30 分钟。

三、场地要求

室外为宜。

四、人员准备

1. 一名工作人员把控活动流程。

2. 一名工作人员提前准备活动材料。

五、道具准备

有楼梯的活动广场，重物，纸袋。

六、程序设计

1. 工作人员划分活动路段的起点和终点，首尾是平整的道路，中间是一段楼梯，共分为三段。

2. 志愿者首先需要拿上装有重物的纸袋正常通过整条道路。

3. 之后，志愿者需要单手拿装有重物的纸袋，用单脚从终点跳到起点。

4. 最后，志愿者在他人的帮助下，从起点到达终点。

5. 在游戏活动结束后，志愿者交流分享感受：自己在三种不同情境下的身体感受和心理感受分别是什么。

6. 工作人员对大家的发言进行归纳总结，强调活动主题。

七、注意事项

1. 志愿者在游戏活动中要注意安全，防止摔伤。

2. 如果纸袋破损，重物掉落，要及时进行更换。

活动启发

活动价值探讨

路不可能永远平坦。我们都希望自己走的是正确的路、平坦的路，永远一帆风顺。但是我们心里又很清楚，没有人能顺顺利利过完一生，没有人永远幸运，没有人永远不会跌倒。那些在大风大浪面前平静镇定的人，恰恰是经历了许多大风大浪的人。那些知道在困境中如何保护自己不受伤害的人，也恰恰是多次跌过跤的人。

学会在经历创伤后成长。创伤会带来负面影响，不过研究表明，许多人在经历创伤后会思考并总结经验，得到成长。而且，有良性社会信仰与宗教信仰的人，经历创伤后成长的水平更高。主动反思创伤事件，好过被动的、病态的反思。

活动案例反思

第一次，志愿者提着重物正常通过，只需担心纸袋可能会破，大家都很快就完成了。第二次，志愿者只能单手提着重物，用单脚跳着走完这条路，这段路程变得艰难了很多，也花了较长的时间。志愿者通过倚靠扶手，一步一步地跳完了整个路程。第三次，志愿者失去了所有行动能力，需要在其他志愿者的帮助下走完这条路。这一次，扮演残疾人的志愿者是被工作人员背上楼梯的，虽是短短的一段路，但也花费了不少时间。志愿者小马分享说："简单的一条路，正常人能轻松走过，而对于肢体残疾人来说却无比艰难。尤其是第二关，我感觉太累了，要一边跳，一边保持纸袋不剧烈摇晃，不然纸袋破了还得再来一遍。这还只是短短一段路，如果这条路再长一点，那就太让人绝望了。"志愿者小郭分享说："第三关让我觉得最别扭，让别人背我走，我感觉非常尴尬。但是小赵把我背起来走的时候，我又感觉他特别可靠，特别善良。如果以后需要我背着残疾人上楼，我应该也能做到。"

111. 无障碍行进

一、活动目的

1. 让志愿者体验有障碍行进和无障碍行进的区别。

2. 让志愿者明白残疾人需要社会大众的关心。

二、时长要求

约 30 分钟。

三、场地要求

室外公共场地。

四、人员准备

1. 一名工作人员把控活动流程。

2. 一名工作人员提前找好无障碍设施场地。

3. 多名工作人员搬抬轮椅。

五、道具准备

轮椅。

六、程序设计

1. 志愿者坐上轮椅，由工作人员带领着在道路、电梯、厕所等地方进行残疾人模拟体验，并在需要帮助时举手示意。

2. 工作人员再次带领志愿者坐上轮椅，在无障碍设施中进行体验。

3. 志愿者交流分享感受，主要有：如果没有无障碍设施，残疾人的日常生活是一种什么样的体验？在需要帮助时，你的感受是什么？当坐着轮椅在无障碍设施中行进时，自己的感受又是什么？

4. 工作人员强调活动主题并进行归纳总结。

七、注意事项

1. 需要提前选择和联系有无障碍设施的场地。

2. 要注意启发志愿者留意在"无障碍自主行动""有障碍受助行动"和"有障碍自主行动"三种情境下有什么不同的体验和感受。

活动启发

活动价值探讨

无障碍设备的完善，是城市文明进步的体现。曾经，我们觉得生活中似乎并没有见到太多的残疾人，我们以为周围的残疾人不多。但是，根据中国残疾人联合会发布的数据，2018 年我国残疾人总数超过 8500万。他们中的很多人，可能因为无障碍设施不完善，只能选择待在家中。十年前的《今日说法》栏目，就报道过有的盲道设置不合理，许多盲道都被占用，很多视力残疾人根本不知道有盲道的存在。十年之后，社会进步了，无障碍设施越来越完善，无障碍通道为行动不便的人提供了一份便利。

配备无障碍设施，体现了社会对残疾人的接纳。现在，发达城市的无障碍设施已经较为便利，但是在偏远地区以及欠发达城市，这方面还要进一步完善。如果有一天，残疾人能够在任何地方依靠栏杆上的盲文就清楚地知道自己该走哪条路，知道哪里有楼梯，哪里要拐弯；如果有一天，残疾人能坐着轮椅，去任何他想去的地方；如果有一天，大家不再以异样的眼光注视他们，而是主动为他们让出一条便行的路，他们是不是就不再封闭和孤单？我们相信，这一天，不会遥远。

活动案例反思

志愿者们轮流坐上轮椅，体验被照顾的感觉。其他志愿者推着其中一个"残疾志愿者"在不同的道路上行走。碰到楼梯，大家不得不使出浑身的力气，将"残疾志愿者"抬起来，走到一半大家就几乎想放弃。相对而言，无障碍道路就轻松得多。问坐轮椅的志愿者的感受，我们本以为他们会说被人推着走很享受，但是答案完全相反："我宁愿自己走，尤其是上楼梯的时候，感觉自己给大家添了很大的麻烦。"还有的志愿者说："开始还觉得比较新奇，但是很快就感觉想去哪儿也不敢说，大家带我去哪儿我就去哪儿，一点也不自由。"通过今天的活动，志愿者们更加理解肢体残疾人，理解被禁锢在轮椅上是一种怎样的感受。

模块 12－4：智力和精神残疾体验

112. 心理剧《江小宁的一天》

一、活动目的

1. 让志愿者通过角色扮演，体验智力残疾人的一天。

2. 让志愿者体会智力残疾人及其家属的不易。

二、时长要求

约 60 分钟。

三、场地要求

室内团体心理辅导室。

四、人员准备

1. 一名工作人员分配任务。

2. 一名工作人员跟进剧本。

3. 一名工作人员联系表演老师。

五、道具准备

心理剧中所需要的活动道具。

六、程序设计

1. 工作人员将志愿者分组，各组需要编写剧本并表演。活动具体要求：志愿者扮演智力残疾人及其家属，需要表演出自己及家属在现实生活中的茫然无措和无奈。

2. 志愿者将自己写好的剧本交给心理老师，心理老师根据专业知识，对剧本内容进行补充修改，直至完善。

3. 给志愿者 3—5 天的时间排练，邀请表演老师指导表演细节。

4. 各小组进行汇报表演，每组表演完之后，由心理老师、表演老师和其他组的志愿者评分（10 分制），评选出前三名并颁发奖励。

5. 志愿者交流分享感受。

6. 工作人员进行总结归纳。

七、注意事项

1. 剧本的编辑要符合真实情况，让表演者能切身感受到事件的矛盾冲突。

2. 剧本编写前要先带志愿者了解一些真实案例，帮助他们理解人物。

活动启发

活动价值探讨

走近智力残疾人。在心理剧《江小宁的一天》中，主人公江小宁今年16岁了，但是他的言行举止看起来像6岁的小学生。因为心智发育不完全，他遇到事情会下意识找爸妈帮助，开心与不开心都明明白白写在脸上。他能与人简单地交流，但是见到陌生人会害怕，平常也不能一个人出门，不会搭乘公共交通工具。他的鞋子常常穿反。今天教过的事情，他第二天就会忘记。许多事情他都无法独立完成，但是他能听懂别人的夸赞与批评。这些情况只是他日常生活中的冰山一角。今天，妈妈打算带江小宁出门去参加一个培训班，但是走到半路，一不留神，江小宁不知跑哪儿去了……

智力障碍一般分为四个等级。一级是极重度，IQ值在20以下，适应行为极差，面容呆滞，生活无法自理，引动感觉功能极差。经过长期训练，生活能力会有所增强。二级是重度，IQ值在20—40之间，适应行为差，即使经过训练，生活也很难自理，仍需要他人照料，运动、语言能力发育差，与人交往能力差。三级是中度，IQ值在35—55之间，有一定的自理能力，能做简单的家务劳动，但仍需家人帮助。阅读和计算能力差，对周围环境辨别能力差，只能以简单方式与人交往，应尽早在特殊学校接受功能性教育。四级为轻度，IQ值在55—75之间，无明显言语和阅读障碍，有一定的阅读、写作和计算能力，可以学会一些简单的谋生技能。

活动案例反思

在心理剧《江小宁的一天》中，志愿者们扮演了江小宁和他的家人，在糟糕的一天里，面对围观群众的议论，江小宁手足无措，家人也很无奈。有的志愿者分享说："我们平时可能没有太多机会接触到智力残疾人，演了这部剧之后，我们才体会到他们和家人是多么不容易。我很能理解其他人的目光，因为我们大部分人看到异常的情况都会感觉奇怪、感到恐惧。扮演江小宁这样一个角色之后，我感觉真的太无奈了，什么都不会做，什么都做不好，而面对其他人的议论甚至敌意，我又能真真切切地体会到那种不知所措。他们真的很不容易。"还有的志愿者说："我今天扮演的是江小宁的妈妈，如果孩子有智力障碍，我会感觉很难。平常要照顾他，还要担心以后我们老了他怎么办，一生都要拴在这个孩子身上，真的很无奈。只能说，从我们志愿者做起，平常能帮就多帮一点，让他们的生活不要太困难。"

113. 心理剧《祸害与宝贝》

一、活动目的

1. 让志愿者通过角色扮演，体验精神残疾人的一天。

2. 让志愿者从内心深处走近精神残疾人群体并包容他们。

二、时长要求

约 60 分钟。

三、场地要求

室内团体心理辅导室。

四、人员准备

1. 一名工作人员分配任务。

2. 一名工作人员跟进剧本。

3. 一名工作人员联系表演老师。

五、道具准备

心理剧中所需要的活动道具。

六、程序设计

1. 工作人员将志愿者分组。活动具体要求：志愿者需要扮演精神残疾人"晓然"及其家属，表演的主要内容有"晓然与人交往时的荒诞""晓然发病时家属的恐惧""服药后情况的改善"等。

2. 志愿者将自己写好的剧本交给心理老师，心理老师根据专业知识，对剧本内容进行补充修改，直至完善。

3. 给志愿者 3—5 天的时间排练，邀请表演老师对表演细节进行指导。

4. 各小组进行汇报表演，每组表演完之后，由心理老师、表演老师和其他组的志愿者评分（10 分制），评选出前三名并颁发奖励。

5. 志愿者交流分享感受。

6. 工作人员进行总结归纳。

七、注意事项

1. 剧本的编辑要符合真实情况，让表演者能体验内心的冲突。

2. 剧本编写前要先带志愿者了解一些真实案例，帮助他们理解人物的内心世界。

活动启发

活动价值探讨

走近精神残疾人。在心理剧《祸害与宝贝》中，主人公晓然 26 岁，平时可以正常地与父母和家人进行一些交流，但是她非常容易生气，有时候会捂着耳朵大喊大叫。之前她也有些朋友，但是后来朋友只要说起与她相关的事，她就会认为是在讽刺自己，与他们大吵。渐渐地，朋友都不与她来往了。有一次，晓然的妈妈让她吃饭，晓然不时看着玻璃窗笑，说："窗外有个小丑在做怪相。"妈妈吓了一跳：自己家在六楼啊！发病的时候，晓然会在家中转悠来转悠去，说自己的东西丢了。这一天，晓然大晚上又发病了，大喊大叫，还一直闹着要出门，家人又慌乱又疲惫，只能锁上屋门。后来，家人带晓然去医院，最终确诊为精神分裂症。在服用了药物并做了心理治疗之后，晓然发病的次数渐渐减少……

了解精神障碍。精神障碍是大脑机能活动发生紊乱，导致认知、情感、行为和意志等精神活动不同程度障碍的总称，常见的有情感性精神障碍、脑器质性精神障碍等。精神障碍的致病因素是多方面的，包括先天遗传、个性特征及体质因素、器质因素、社会性环境因素等。许多精神残疾人有妄想、幻觉、错觉、情感障碍、哭笑无常、自言自语、行为怪异、意志减退等症状，绝大多数病人缺乏自知力，不承认自己有病，不主动寻求医生的帮助。常见的精神障碍有精神分裂症、躁狂抑郁性精神障碍、更年期精神障碍、偏执性精神障碍及各种器质性病变伴发的精神障碍等。一般而言，精神残疾人要长期服用药物，并且治疗和预后都需要较长的时间。同时，精神残疾人更需要家人为他们提供一个安全与包容的环境。

活动案例反思

在心理剧《祸害与宝贝》中，志愿者们扮演了晓然和她的家人，再现了晓然与人交往时的荒诞、晓然发病时家属的惊恐、晓然服药后情况的改善等场景。有的志愿者分享说："晓然发病那一段我印象太深刻了，我要在台上疯跑好长时间，还要不停说话。这不仅挑战我的演技，更挑战我的精力。我跑了一会儿就觉得累了，很难想象在真实情况下，一个精神分裂症患者居然那么有精力，他们可能一整晚都在慌乱地转悠，每天都需要药物来治疗，真的太痛苦了。"还有的志愿者说："老实说，看到晓然在台上跑的时候，我本能地感觉害怕。我有一位亲戚曾有类似的情况，他发起病来六亲不认，眼神里仿佛都是杀意，但我知道他想起了过去所受的刺激，发病是因为他内心的痛苦和恐惧。精神残疾人的家属要承受的东西太多太重，希望社会环境能更包容、善待他们，也希望医学、心理学好好发展，找到更多更有效的预防和治疗方法。"

后　记

做自己的心灵舵手

全书到此告一段落了。

作为编者，我们还有一些心里话想说。大家可曾听过这么一句话："有创伤才有治愈，经历过苦难的人，才能获得深刻完整的自我认知。"把它送给广大残疾人朋友们，可能是适合的。因为，如果习惯了眺望晨曦与阳光，一个人即使身处黑暗，也将不再感到恐慌；而若只专注于痛苦，一个人哪怕泡在蜜罐里，可能也感受不到幸福。的确，身体或精神上的残缺，会带给残疾人朋友一个不一样的世界，甚至还会带来不同程度的苦痛，但其实最大的痛苦是我们将自己的心囚禁其中。所以，想要摆脱苦痛，仅仅做身体层面的功能恢复是远远不够的，积极恢复自己的社会和心理功能，才是关键所在。这也正是残疾人心理调适和精神康复工作存在的意义和价值。相信，跟随本书反复训练的广大残疾人朋友，也一定能体会到其中流动着的内心感受的变化。

我们知道，一个人生长的家庭和社会环境，会对他的人格和行为产生巨大的影响。因此，作为残疾人工作者，我们除了要对已经发生的残疾做好康复外，还要秉持"上工治未病"的信念，对于残疾人还未发生的潜在心理问题，以及精神残疾人病况的发展变化等都要有积极的防范意识。这虽然是一个不小的考验，但只要按照本书的指引，做出我们的努力，那些辛劳的付出就一定会在残疾人不断康复的进程中结出果实。

最后，有这么一句话，不仅要送给广大残疾人朋友和广大残疾人工作者，也要送给本书的所有读者——"草木不经霜雪，则生意不固；吾人不经忧患，则德慧不成。"生命的土壤有裂隙，阳光才能洒进来，种子才能茁壮发芽，长成大树。逆流而上的路途里，唯有坚持心的方向，才能走得稳当。希望本书的内容能为大家带来一些思考和帮助，启发一些领悟和成长。毕竟，积极地面对人生的困难，是我们所有人一生都要学习的智慧。愿你我于风雪中同行，都能苦尽甘来，看见生命中的阳光，领会生命里的芬芳！

由于时间仓促，作者水平有限，虽经反复修改，疏漏和不当之处仍在所难免，恳请各位专家、同道和读者朋友们批评指正（电子信箱：472658625@qq.com）。谢谢！

陈沛然

2020 年 8 月 7 日·立秋